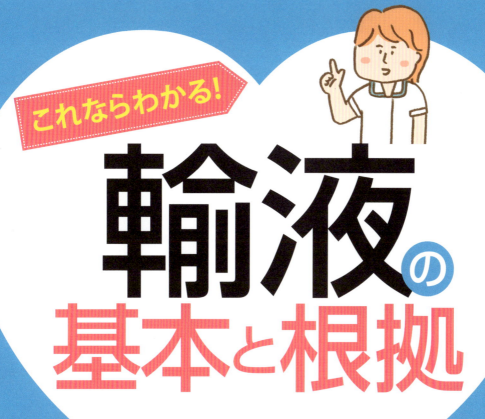
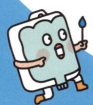

これならわかる！
輸液の基本と根拠

日本鋼管病院 副院長兼看護部長
木下佳子 監修

ナツメ社

はじめに

看護師であれば、毎日のように点滴や静脈注射を行います。
でも、何となく完全に理解していないような、
後輩に説明するにしても明確に伝えられない、そんな感覚をおもちではありませんか？
私も集中治療室で毎日患者さんをみながら、
水分出納バランスをどう考えればよいのかな？
輸液の量と尿の量のバランスは？
医師の指示どおり輸液しても、何か違う気がする……
など、悩みながら仕事していました。

輸液管理は難しい──なぜ、難しいかというと、患者さんによって違うから、
そして、状況によって違うからです。いろいろな要因が重なり合って、
必要な輸液量や成分が決まってきます。
不思議なことに、経験を積んでいくと、何かおかしい……
輸液が足りないんじゃないか……など、直感が働いてくるようになります。
でも、そのためには、基本的な知識が必要です。
基本的な知識を習得して、そして、患者さんをみて、考えてを繰り返せば、
きっとわかるようになるはずです。

そんな基本のキホンをわかりやすく解説したのが、この本です。
さらに、輸液は間違えると患者さんの治療に大きく影響します。輸液や静脈注射に
まつわる失敗を防げるように、事例をまじえて安全対策を解説しています。
皆さまの明日からの看護にお役に立てれば幸いです。

日本鋼管病院 副院長兼看護部長　木下 佳子

目次

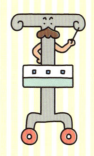

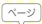

- 2　はじめに
- 8　この本の登場人物紹介
- 10　木下先生からの10の質問

第1章　しっかりキャッチ　実践版！輸液製剤の種類と使い分け

- 12　輸液を行う目的、理解している？
- 14　輸液製剤の種類と使い分け、頭に入っている？
- 16　電解質バランスが重要！電解質輸液の「等張」と「低張」は、電解質濃度が違う
- 18　等張電解質輸液は、細胞外液に水分を補給するもの
- 20　◆生理食塩水
- 21　◆リンゲル液
- 22　◆乳酸リンゲル液・酢酸リンゲル液
- 23　◆重炭酸リンゲル液
- 24　低張電解質輸液は、体全体に水分補給する

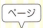

26		◆1号液（開始液）、2号液（脱水補給液）
27		◆3号液（維持液）、4号液（術後回復液）
28		［そのほかの輸液についても覚えておこう！］
30		輸液製剤の名前が教科書と違ってわからない……！
32	木下先生の	知っておきたい　基本のキホン
	キホン1	静脈穿刺の仕方を覚えよう！
36	キホン2	体液の役割って何？
38	キホン3	電解質の種類と働き
40	キホン4	水分は、体内のどこに存在する？
42	キホン5	輸液の仕組み、浸透圧を理解しよう
46	キホン6	覚えておきたい電解質異常　①脱水
48	キホン7	覚えておきたい電解質異常　②浮腫
50		［体液量が変化する病態を整理しよう］

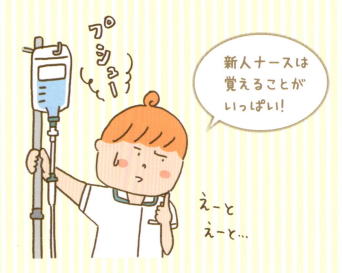

4

第2章 NGあるあるから学ぶ 失敗を防ぐ輸液の手順をマスター！

ページ

- 52 　末梢静脈ラインと中心静脈ラインは何が違う？
- 54 　輸液事故防止の8R、ダブルチェックで徹底しよう！
- 56 　薬剤の準備、ほかの人に任せてしまった……
- 58 　透析患者さんのシャント側から輸液ラインをとってしまった……！
- 60 　患者さんへの注意事項説明を忘れてしまった……！
- 62 　点滴の速度調整計算が苦手……
- 64 　［輸液速度（1分間の滴下数）の計算式を覚えよう］
- 66 　輸液中、患者さんに不調を訴えられた
- 68 　［意識レベルの評価方法］
- 70 　ちゃんと速度調整したのに、大量に入ってしまった！
- 72 　利尿剤を投与した後、患者さんの様子をみるのを忘れた……
- 74 　［脱水を防ぐ「全身観察」のポイント①　水分出納のチェック］
- 76 　［脱水を防ぐ「全身観察」のポイント②　身体症状のチェック］
- 78 　輸液ポンプの使い方がわからない……
- 80 　［輸液ポンプの使い方を覚えよう！］
- 82 　シリンジポンプと輸液ポンプの違いがわからない……
- 84 　［シリンジポンプの使い方を覚えよう！］
- 86 　［覚えておこう！　三方活栓の基本］

第3章 他人事ではない！過去の事例から学ぶ安全対策

ページ

ページ		項目
88	あるあるミス1	薬剤名を聞き間違えた……！
89	あるあるミス2	中心静脈ラインと末梢静脈ラインを間違えてしまった！
90	あるあるミス3	ハイリスク薬の誤投薬で重大な影響が……
92	あるあるミス4	塩化カリウムをワンショットして不整脈、心停止に
94	あるあるミス5	低ナトリウム血症を急速に補正したら脳に障害が……
96	あるあるミス6	カテコラミンを急速投与して、血圧が急上昇……
98	あるあるミス7	シリンジポンプから薬剤が大量注入されてしまった！
100	あるあるミス8	中心静脈カテーテルによる感染で敗血症に……
101	感染予防①	ミキシングの衛生管理を徹底
102	感染予防②	挿入時は高度無菌操作で
104	感染予防③	三方活栓はなるべく使用しない
	感染予防④	挿入部をしっかり観察
105	あるあるミス9	ヘパリン加生理食塩液の作り置きが原因で敗血症に……
106	［覚えておこう ヘパリンロックの手順］	
108	あるあるミス10	医師のオーダーミスで溶解液に蒸留水を使用!?
109	［輸液ポンプのアラーム対処法］	
110	［シリンジポンプのアラーム対処法］	

第4章 ここが肝心！輸液を注意するべき病態を覚えよう

- **112** 周術期の輸液管理を理解しよう
- **116** ショックの見分け方と対応を覚えよう
- **118** ［ショックの種類と輸液の役割を覚えよう！］
- **122** ［前負荷、後負荷を覚えておこう！］
- **123** ［過剰輸液と心疾患の関係は？］
- **124** 心不全の輸液、どうすればいい？
- **126** 高血糖の急性合併症と輸液の役割
- **128** ナトリウム濃度異常には、迅速な対応を！
- **130** カリウム濃度異常では致死性不整脈に注意！
- **133** 木下先生の実践おさらいQ&A

138 索引

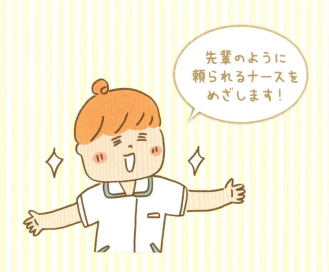

先輩のように頼られるナースをめざします！

この本の登場人物紹介

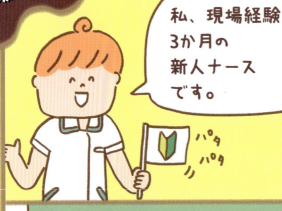

私、現場経験3か月の新人ナースです。

患者さんの役に立ちたい！
ナースとしての使命感に燃えていた入職日

でも現実は……

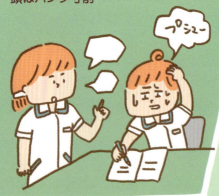

覚えなくちゃいけないことだらけで、頭はパンク寸前

勉強したはずのことができなかったり

患者さんに信頼してもらえなかったり……

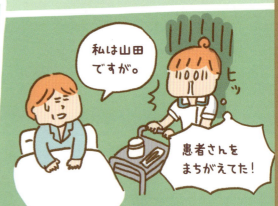

私は山田ですが。

患者さんをまちがえてた！

「ヒヤリ」とすることもしばしば……

勉強しなくちゃいけないけど、毎日忙しくて……

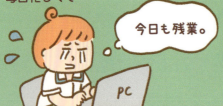

今日も残業。

うまくいかないことばかりで、メンタル的にも体力的にも消耗気味。

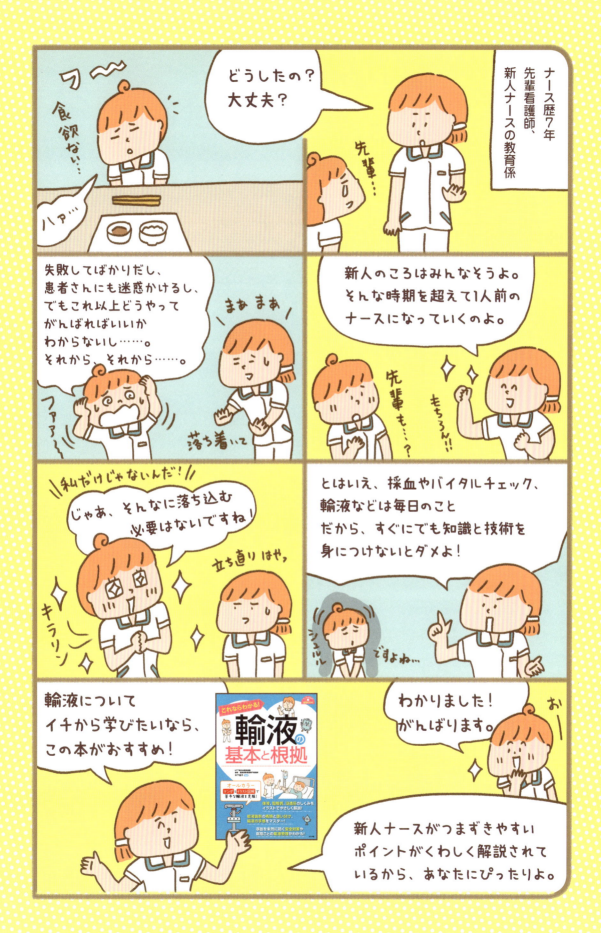

木下先生からの 10の質問

これから輸液の勉強をするにあたって、
10の質問に答えられますか？
この質問を、わからないことやしっかり勉強したいことを
探す目安にして、該当ページの前後もよく読んで、
しっかり理解するようにしてください。

問1 輸液製剤は大別して何種類？
➡ **P.14**「輸液製剤の種類と使い分け、頭に入っている？」へ

問2 等張電解質輸液は、細胞のどこに水分を補給する？
➡ **P.18**「等張電解質輸液は、細胞外液に水分を補給するもの」へ

問3 浸透圧の仕組みを説明できる？
➡ **P.42**「輸液の仕組み、浸透圧を理解しよう」へ

問4 末梢静脈ラインと中心静脈ラインの使い分け方は？
➡ **P.52**「末梢静脈ラインと中心静脈ラインは何が違う？」へ

問5 事故防止のための8Rを言える？
➡ **P.54**「輸液事故防止の8R、ダブルチェックで徹底しよう！」へ

問6 輸液速度の計算の仕方は？
➡ **P.62**「点滴の速度調整計算が苦手……」へ

問7 輸液ポンプ、シリンジポンプの使い方がわかる？
➡ **P.78**「輸液ポンプの使い方がわからない……」
➡ **P.82**「シリンジポンプと輸液ポンプの違いがわからない……」へ

問8 急速投与が危険な薬剤を知ってる？
➡ **P.96**「カテコラミンを急速投与して、血圧が急上昇……」へ

問9 感染症予防のための注意点は？
➡ **P.100**「中心静脈カテーテルによる感染で敗血症に……」へ

問10 ショックの種類と輸液のポイントは？
➡ **P.116**「ショックの見分け方と対応を覚えよう」へ

第 1 章

しっかりキャッチ

実践版!
輸液製剤の種類と使い分け

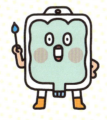

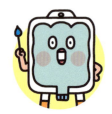

輸液を行う目的、理解している？

「輸液って何？」「なぜ必要なの？」と聞かれて正しく答えられますか？
まずは、輸液とは何かをきちんと理解しておきましょう。

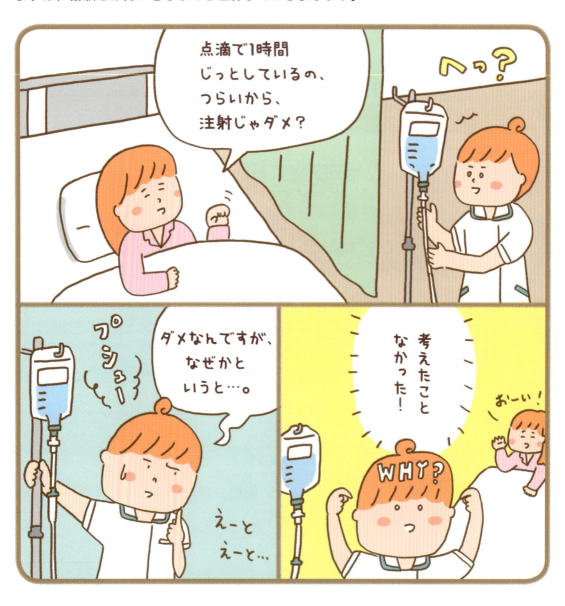

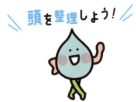

輸液って、そもそも何？

輸液の目的って何？

注射と輸液の違いは何？

「輸液」とは何かというと……

輸液とは、血管を通して減少した体液を補ったり、生命を維持するために必要な水分や栄養などを投与したりする治療法のことで、輸液療法ともいいます。

例えば、何らかの原因で体液（細胞外液）のバランスがくずれた場合、生命維持に必要な水、電解質、糖質などを補給して正常な状態に戻す必要があります。このとき行われるのが輸液です。

一般的に、**注入量が50mL以上を輸液といい、50mL未満は注射**といいます。一定のスピードで、多くの水分や身体に必要な成分を補給するためには、注射ではなく輸液が必要です。

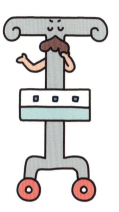

「輸液」の主な目的は4つ

輸液を行う主な目的は次の4つです。

❶ 体液の正常化・維持（水分・電解質の補給）
❷ 栄養補給
❸ 治療に必要な薬剤の投与
❹ 血管の確保

輸液はその役割によって、
❶ 減少した体液（細胞外液）を補充する「補充輸液」
❷ 生命を維持するために必要なものを補給する「維持輸液」
の2つに分けられることもあります。

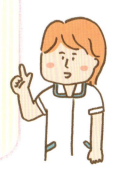

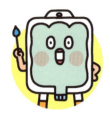

輸液製剤の種類と使い分け、頭に入っている？

輸液に使われる輸液製剤には、目的に合わせてさまざまな種類があります。まずは、大まかな分類と種類を確認しましょう。

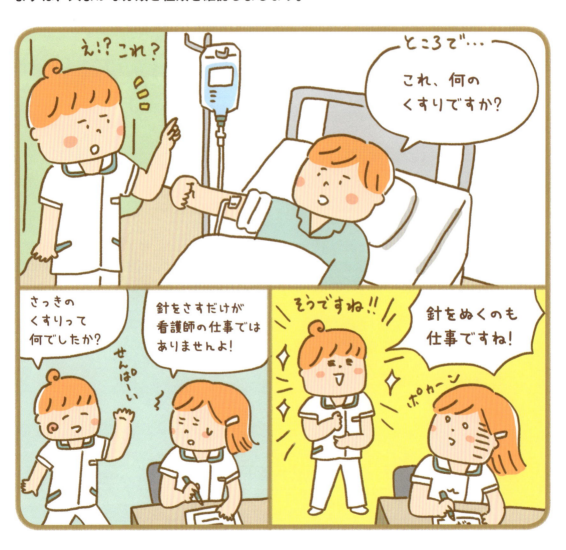

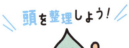

- 種類、いくつ知ってる？
- 補給する成分、どう違う？
- いちばん多く使うのは何？

「輸液製剤」の種類は大別すると4つ

輸液製剤は次の4つに大別できます。

① **「水分輸液製剤」**… 水分の補給のために投与するものです。基本は5%ブドウ糖液と覚えましょう。

② **「電解質輸液製剤」**… 医療現場でよく扱うものです。水と電解質の補給のために投与しますが、細胞のどの部分に補給されるかによって「等張電解質輸液」と「低張電解質輸液」に分けられます。

③ **「栄養輸液製剤」**… 食事を経口摂取できない場合にエネルギー、タンパク質、脂質、微量栄養を投与するために使います。

④ **「膠質液（血漿増量剤）」**… 血漿を補充する役割があります。

① 水分輸液製剤		・5%ブドウ糖液　など
② 電解質輸液製剤	等張電解質輸液 （細胞外液補充液） （→ P.19）	・生理食塩水 ・リンゲル液 ・乳酸リンゲル液 ・酢酸リンゲル液 ・重炭酸リンゲル液　など
	低張電解質輸液 （維持液類） （→ P.25）	・1号液（開始液） ・2号液（脱水補給液） ・3号液（維持液） ・4号液（術後回復液）
③ 栄養輸液製剤		高カロリー輸液 アミノ酸輸液 脂肪乳剤
④ 膠質液（血漿増量剤）		

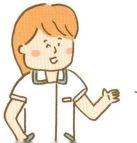

なかでも、電解質輸液製剤については、その種類と違いをきちんと理解しておく必要があります。次のページからくわしくみていきましょう。

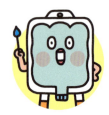

電解質バランスが重要！
電解質輸液の「等張」と「低張」は、電解質濃度が違う

電解質輸液は、「等張電解質輸液」と「低張電解質輸液」の2つに分けられます。この2つの輸液のそれぞれの特徴と、使う目的を押さえておきましょう。

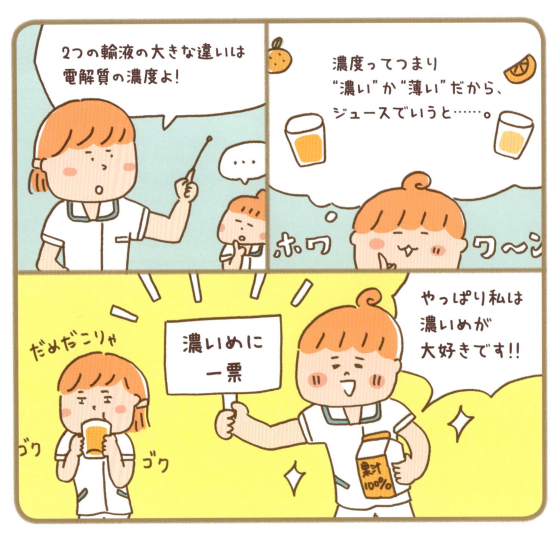

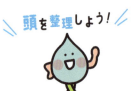

"等張"と"低張"の違いは何？　　体液の電解質との関係は？　　細胞のどこに補充する？

「等張電解質輸液」と「低張電解質輸液」の違いは……

等張電解質輸液

「細胞外液補充液」ともいわれます。下痢、嘔吐、発汗などによる脱水で細胞外液が失われたとき、細胞外液の代わりとなる水分、電解質を急速に補充することを目的としています。そのため、**等張電解質輸液の電解質濃度は、細胞外液とほぼ同じになっています。**

低張電解質輸液

「維持液類」という別名があり、生命を維持するために必要な成分を補給することを目的としています。1日に必要な水分、電解質をベースに、エネルギー、糖、タンパク質、ビタミンなどの微量栄養素が入っています。経口摂取ができない場合などに用います。

低張電解質輸液の目的は体液の補充ではないため、細胞外液よりも電解質濃度が低くなっていて、細胞内外にバランスよく補助されます。 また、等張電解質輸液との大きな違いとしては、水分、電解質以外の成分が入っていることがあげられます。

それぞれの輸液の目的

細胞外液の喪失分を補充

等張電解質輸液
・細胞外に補給。
・細胞外液と電解質濃度が、ほぼ同じ。

電解質以外の成分や水分を補充

低張電解質輸液
・細胞内外にバランスよく補給。
・細胞外液よりも電解質濃度が低い。

第1章 実践版！ 輸液製剤の種類と使い分け

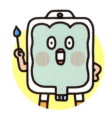

等張電解質輸液は、細胞外液に水分を補給するもの

ここからは、「等張電解質輸液（細胞外液補充液）」についてくわしく解説します。等張電解質輸液の種類とその特徴を理解しておきましょう。

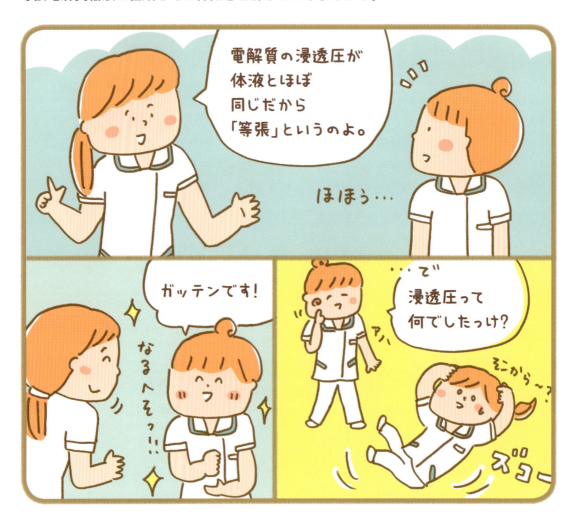

　等張電解質輸液と細胞外液は、電解質濃度がほぼ同じなので、浸透圧もほぼ等しくなります。「等張」とは、浸透圧が等しいという意味です。そのため、投与した等張電解質輸液は細胞の外に留まり、細胞外液を増やすことができます。

　その種類には、基本となる生理食塩水のほか、リンゲル液、乳酸リンゲル液、酢酸リンゲル液、重炭酸リンゲル液などがあります。

等張電解質輸液の分類

第1章 実践版！ 輸液製剤の種類と使い分け

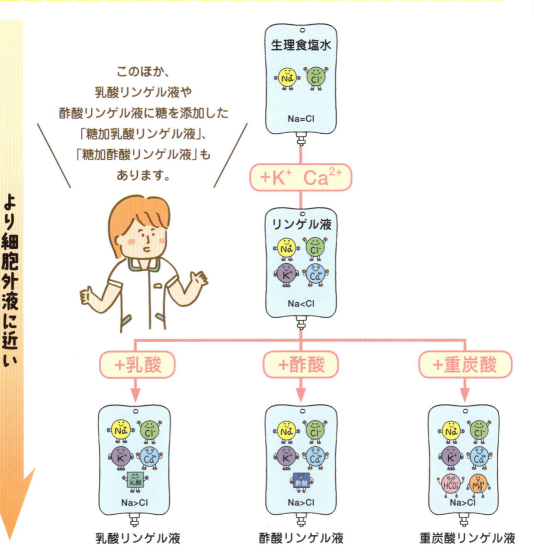

「浸透圧」って何？

人間の細胞は、細胞膜という半透膜※で覆われていて、その内側と外側の体液を、それぞれ細胞内液、細胞外液といいます。細胞内液と細胞外液の電解質濃度が異なると、どちらの濃度も均一にしようとする力が働き、水分が移動します。この同じ濃度に保とうとする力（圧）が「浸透圧」です。

濃度の違う食塩水を半透膜で区切ると、浸透圧が働いて、濃度の薄い食塩水から濃い食塩水に水分が移動します。結果、2つの食塩水の濃度は均一になるというわけです。

※半透膜……ある一定の大きさ以上の分子は通さず、それより小さい分子は通す性質をもつ膜

生理食塩水

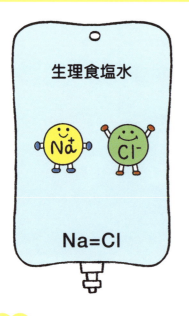

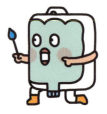

ナトリウムイオン（Na⁺）と
クロールイオン（Cl⁻）の化合物が
塩化ナトリウム（NaCl）。
NaClは食塩の主成分です。

どんな輸液？ 塩化ナトリウム濃度が0.9％の食塩水で、Na⁺とCl⁻を含みます。浸透圧が細胞外液とほぼ等しく調整されていて、等張電解質輸液の基本となる輸液です。現場では「生食」という略称がよく使われます。

等張電解質輸液の基本
↓
生食（生理食塩水）

Point!

- 生理食塩水＝(イコール)体液ではありませんので、勘違いしないようにしましょう。体液と同じなのは、含まれるNa⁺とCl⁻の濃度だけです。生理食塩水には、体液に含まれるCa²⁺やK⁺、Mg²⁺などの電解質は含まれていません。
- 大量に投与しすぎると、高ナトリウム血症や代謝性アシドーシス（体が正常よりも酸性に傾いた状態）を起こすリスクがあるので、注意が必要です（→P.22）。

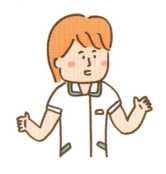

生理食塩水は、細胞外液の補充のために投与されるだけでなく、薬剤の溶解・希釈、傷口や粘膜の洗浄などにも使われます。

リンゲル液

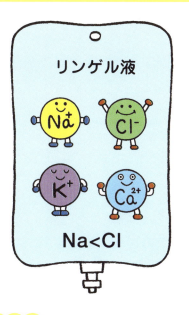

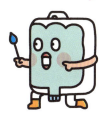

生理食塩水に
カリウムイオン（K⁺）と
カルシウムイオン（Ca²⁺）が
添加されたもの。

 どんな輸液？ Na^+、Cl^-のほか、K^+、Ca^{2+}も含まれていて、生理食塩水よりも細胞外液（血漿）に近い電解質組成をもっています。また、Na^+よりもCl^-の方が多いのが特徴です。

熱傷や出血性ショックを起こした場合や、手術時などに使えます。しかし、血漿に存在する重炭酸イオン（HCO_3^-）が含まれず、代わりにCl^-が多く含まれているため、最近ではほとんど用いられなくなりました。

「等張電解質輸液は安全」という誤解

等張電解質輸液は体液と浸透圧がほぼ等しいため、「輸液しても危険がない」と甘く考えがちですが、それは間違い。例えば、等張電解質輸液を投与すると循環血液量が増えるため、心臓や循環器系疾患のある患者さんの場合、心臓の負担になります。水分や電解質の調整を行う腎臓に障害がある人の場合も、等張電解質輸液の投与量が多すぎると、症状が悪化する恐れがあります。

輸液は患者さんに合わせた種類の選択・投与が重要です。以上のような病気ではなくても、高齢者は生理機能が低下しているので、投与量を少なくしたり、速度を遅くしたりする必要があります。

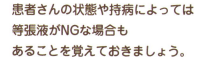

患者さんの状態や持病によっては
等張液がNGな場合も
あることを覚えておきましょう。

乳酸リンゲル液・酢酸リンゲル液

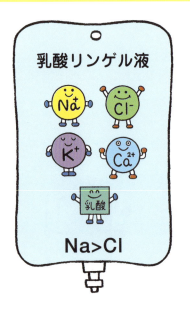
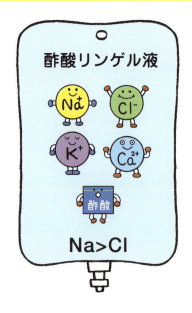

どんな輸液？ リンゲル液に、体内で重炭酸イオン（HCO_3^-）になる乳酸または酢酸を加えた輸液です。HCO_3^-はもともと血漿に含まれているアルカリ成分で、血液のpHを正常に保つために使われます。

また、Cl^-よりもNa^+の方が多く含まれるところもリンゲル液と異なります。

Point!
- 生理食塩水などのHCO_3^-を含まない輸液を投与しすぎると、血漿のアルカリ成分が薄まって、代謝性アシドーシスを起こすことがあります。これを防ぐために、乳酸や酢酸を添加したのが乳酸リンゲル液と酢酸リンゲル液です。

乳酸リンゲル液と酢酸リンゲル液の違いは？

乳酸と酢酸はどちらも代謝されてHCO_3^-になりますが、代謝される場所が違います。乳酸は主に肝臓で代謝されるため、肝障害がある患者さんには乳酸リンゲル液の投与は避けるべきとされています。

一方、酢酸は肝臓以外の筋肉などでも代謝されるため、乳酸よりもすばやくHCO_3^-に変わるといわれています。

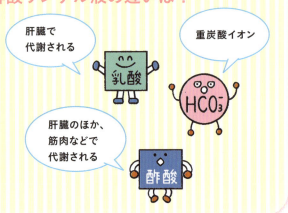

重炭酸リンゲル液

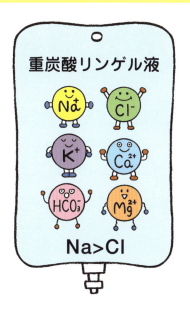

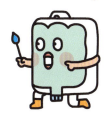

細胞外液にもっとも近い輸液はこれ！

どんな輸液？ 重炭酸リンゲル液は、リンゲル液に HCO_3^- を加えたものです。等張電解質輸液の中でもっとも細胞外液に近い電解質組成をもっています。

以前は、HCO_3^- そのものをリンゲル液に加えると、リンゲル液に含まれる Ca^{2+} と反応して、沈殿物が生成されてしまうため、輸液として使えませんでした。現在は技術が発達し、沈殿物ができないように工夫されています。ほかの等張電解質輸液に比べて価格が高いため、救急や手術時など、重篤な患者にのみ使われることが多くなっています。

Point

- HCO_3^- そのものが含まれているので、乳酸や酢酸と違って体内での代謝が必要ないため、すみやかに重炭酸イオンを補給できます。
- 現在発売されている重炭酸リンゲル液にはマグネシウムも添加されていて、細胞外液へのマグネシウムの補給にも使われます。

糖加乳酸リンゲル液・糖加酢酸リンゲル液とは？

等張電解質輸液には、これまで紹介したもの以外に、糖加乳酸リンゲル液と糖加酢酸リンゲル液があります。それぞれ乳酸リンゲル液または酢酸リンゲル液にマルトースやソルビトール、ブドウ糖などの糖を加えたものです。

糖濃度はどちらも5％で、経口摂取ができない場合など、血糖の維持が必要な患者さんに投与されます。

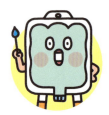

低張電解質輸液は、体全体に水分補給する

「低張電解質輸液（維持液類）」についてくわしく解説します。
低張電解質輸液の特徴や種類、使い分けについて知っておきましょう。

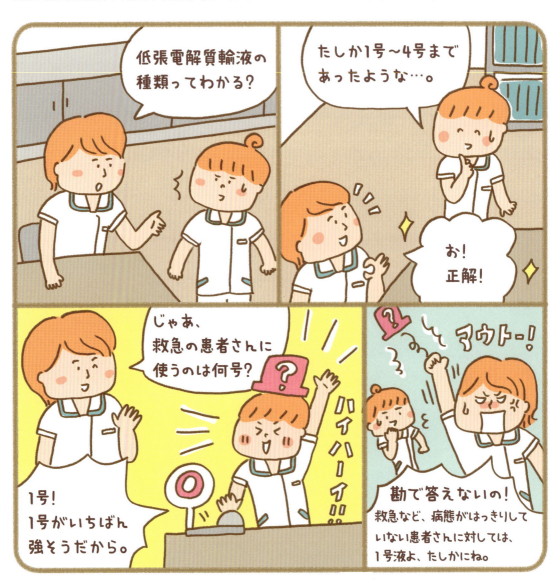

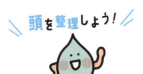

- 補給するのは細胞の内側？外側？
- 何種類あるか知ってる？
- それぞれの使い分けは？

低張電解質輸液の分類

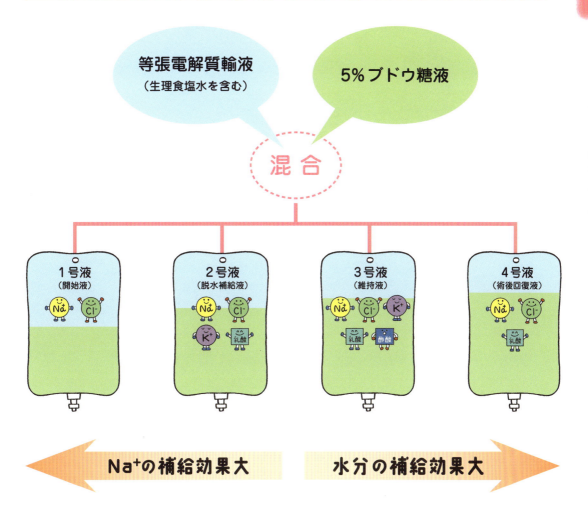

　低張電解質輸液は、生理食塩水と5%ブドウ糖液を混ぜて作られた輸液です。浸透圧は細胞外液と等しくなっていますが、ブドウ糖は代謝されると水に変わるため、体内では細胞外液よりも浸透圧が低くなります。そのため、「低張（＝浸透圧が低い）」という名前がつけられています。水は浸透圧が低い方から高い方へと移動するので、低張電解質輸液を投与すると、細胞外液だけでなく、細胞内液を含めた体全体に水分が補給できます。

　低張電解質輸液には、**1号液**、**2号液**、**3号液**、**4号液**があります。どれも生理食塩水と5%ブドウ糖を混合して作られていますが、それぞれの割合と含有する電解質の種類は異なります。1号液と2号液は生理食塩水の割合が多く、3号液、4号液はブドウ糖液の割合が多いのが特徴。ブドウ糖は体内で水に変わるので、水分補給効果が高いのは3号、4号です。一方、1号、2号はナトリウムの補給効果が大きくなります。

1号液（開始液）

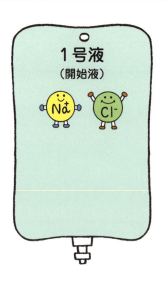

特徴は？ 低張電解質輸液の中で、生理食塩水の割合がもっとも多い輸液です。カリウムイオン（K^+）を含んでいません。

主な使用法は？ 救命救急のケースなど、病態がはっきりしていない患者さんに対して水分や電解質を補給するときに投与されます。治療の最初に使用されることが多いので、「開始液」ともよばれます。

 K^+の有無がなぜ問題？

カリウムは腎臓によって体内の量が調整されているため、腎機能が低下している人に投与すると、体内のカリウムが過剰になります。血中のカリウム濃度が高くなると、不整脈を起こす危険があります。K^+の入った輸液は、患者さんの病態、症状をみて、慎重に行うのが鉄則です。

2号液（脱水補給液）

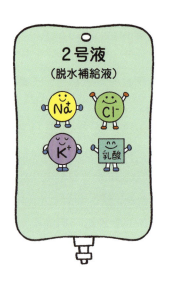

特徴は？ ナトリウムイオン（Na^+）とクロールイオン（Cl^-）のほか、細胞内に多いカリウムイオン（K^+）や乳酸、リン酸水素イオン（HPO_4^{2-}）などを含みます。製品によってマグネシウムイオン（Mg^{2+}）が添加されているものもあります。

主な使用法は？ 細胞内が脱水傾向にあるときに、水分と電解質を補給するために投与されます。そのため、「脱水補給液」ともよばれます。

3号液（維持液）

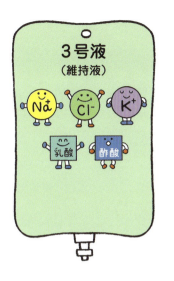

特徴は？ 1日に必要な水分量と同じ量を投与すれば、通常、必要とされる水分・電解質が補給できるように調整された輸液。そのため、「維持液」ともよばれます。

主な使用法は？ 経口摂取が困難、あるいは不十分な患者さんに投与します。医療施設でもっとも使用されている輸液です。

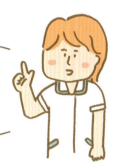

一般的に、3号液を約2リットル投与すると、健康な成人の1日に必要な水分と電解質が補給できます。

4号液（術後回復液）

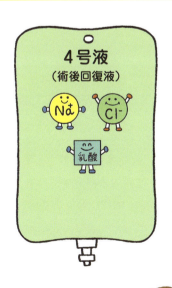

特徴は？ 5％ブドウ糖液の割合がもっとも多い低張電解質輸液。また、電解質の濃度がいちばん低いので、水分補給に適しています。K^+が含まれていないのも特徴です。

主な使用法は？ 腎機能が弱っている患者さんや、術後早期の患者さんに用いられることが多く、「術後回復液」ともいいます。腎機能が未熟な新生児や乳幼児にも使われます。

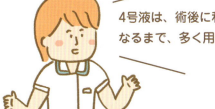

4号液は、術後に利尿できるようになるまで、多く用いられます。

そのほかの輸液についても覚えておこう！

輸液の種類には、電解質輸液（等張電解質輸液・低張電解質輸液）以外に、膠質液と栄養輸液があります。
それぞれの特徴と使い方についても押さえておきましょう。

膠質液（血漿増量剤）

どんな輸液？ アルブミンのような分子量の大きい成分を含んだ輸液です。高分子の物質は毛細血管を通過できないため血管内に留まり、膠質浸透圧（→P.44）を生じさせて血管内に水分を引き込みます。そのため、等張電解質輸液よりも効率的に血液量を増やすことができます。こういった働きから、膠質液は血漿増量剤ともよばれ、出血性ショックなど循環血液量が減少したときに使用されます。

膠質液にはアルブミン製剤や、デンプンやデキストランといった多糖類が主成分の人工膠質液（HES、低分子デキストランほか）などがあります。

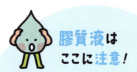

膠質液はここに注意！

- 膠質液は、大量に輸液すると腎不全や凝固異常を引き起こすことがあります。また、アルブミンは特定生物由来製品（人の血液や組織に由来する原料を用いた製品）であり、感染に対する安全性は完全ではありません。つまり、まだ発見されていない感染症に感染する可能性があるということです。患者さんへのインフォームドコンセントと使用についての記録を20年保存することが必要です。

アルブミンとは、アミノ酸が結合してできたタンパク質の一種。血漿に含まれるタンパク質のうち約60％がアルブミンで、血管内の水分を保持する働きがあります。

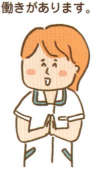

栄養輸液

どんな輸液？ 食事から栄養素が摂取できない人に、栄養補給を目的に使う輸液。高カロリー輸液、アミノ酸輸液、脂肪乳剤などがあります。

【高カロリー輸液】
電解質と糖質を基本として、そこにアミノ酸やビタミン、微量元素などを加えた高濃度の栄養輸液。含まれる栄養素やその量は製品によってさまざまで、患者さんの栄養状態に合わせて使用されます。医療現場では一般的に、TPNとよばれます。

【アミノ酸輸液】
病態に合わせてアミノ酸の補給や調整をするための輸液。アミノ酸のほか、糖質や電解質などを含みます。「腎不全用」「肝不全用」「小児用」「高濃度」などがあります。

【脂肪乳剤】
大豆油由来の中性脂肪が主成分で、効率のよいエネルギー補給と必須脂肪酸の補給のために使われます。ブドウ糖のみでエネルギーを補給すると、高血糖やインスリン分泌の異常などを起こす可能性があるため、脂肪乳剤を併用することがあります。

投与方法は？ 栄養輸液は静脈から投与します。これを静脈栄養といいます。その投与法には、心臓に近い太い血管からラインをとる**中心静脈栄養**（TPN/Total Parenteral Nutrition）と、腕などの末梢静脈からラインをとる**末梢静脈栄養**（PPN/Peripheral Parenteral Nutrition）の2種類があります。

末梢静脈から投与できるエネルギー量は1000kcalほどが上限で、投与期間も短期間（1週間〜10日くらい）に限られます。血管痛や静脈炎を起こしやすいからです。そのため、高カロリー輸液を投与する場合や、投与が長期間になる場合は、中心静脈栄養を選択します。

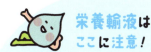
栄養輸液はここに注意！

- 栄養輸液をする場合、医師だけでなく栄養サポートチーム（NST/Nutrition Support Team）も加わって輸液の選択を行います。これにより、患者さんの病態や栄養状態、投与する栄養や投与量などの栄養管理が決められます。その中で、栄養輸液の方針が決定される過程をきちんと理解し、輸液のオーダーミスなどの事故が起きないよう、輸液の管理を行うのが看護師の役割です。
- 高カロリー輸液（TPN）は糖濃度が高いため、急速に投与すると高血糖を引き起こします。そのため、通常は濃度の薄いものから慣らしていき、2〜3日様子をみてから高濃度の輸液に移行させます。高濃度の輸液も1日かけて投与するのが原則です。

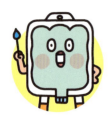

輸液製剤の名前が教科書と違ってわからない……！

医療現場では、輸液製剤名は製薬会社の商品名でよばれるのが一般的です。
学校で習った一般名と、勤務先で使用している薬剤名が一致するようにしましょう。

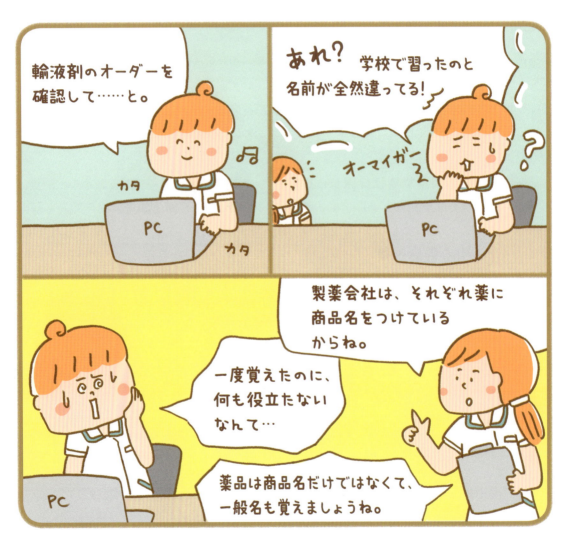

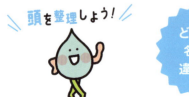

- どうして名前が違うの？
- 使っているのは商品名？
- どうやって覚えたらいい？

医療現場で "商品名" が使われることが多い

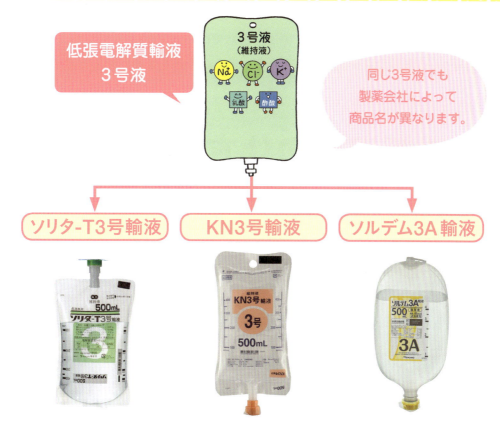

写真提供 （株）陽進堂、（株）大塚製薬工場、テルモ（株）

　輸液製剤にはさまざまな種類があることを紹介してきました。等張電解質輸液は、**生理食塩水**、**リンゲル液**、**乳酸リンゲル液**、**酢酸リンゲル液**、**重炭酸リンゲル液**などに分けられ、低張電解質輸液は**1号液から4号液**まであることがわかりましたね。

　しかし、現場ではこの名称ではよばれないことが多いのです。実際には、複数の製薬会社からそれぞれの薬剤が販売されているので、処方箋や医師からは商品名でオーダーされることもよくあります。病院によって採用される製薬会社や商品は異なりますので、自分が働いている施設で使われている薬剤については、一般名とともに商品名も覚えるようにしましょう。巻末の輸液製剤製品名一覧（P.136～137）も参考にしてください。

薬剤名をはっきり覚えていないと間違いのもと！
よく使う薬は、自分で覚えておきましょう。

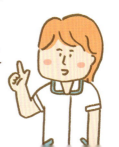

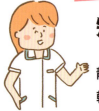

木下先生の 知っておきたい 基本のキホン

静脈穿刺の仕方や、体液、電解質の IN-OUT バランスは輸液の第一歩といえるもの。きちんと基本を押さえておきましょう。

キホン ❶ 静脈穿刺の仕方を覚えよう!

医療現場で輸液を扱うとき、必ず必要なのが穿刺です。正しい輸液準備と穿刺の仕方を覚えましょう。

STEP 1 必要物品の準備

輸液に必要な製剤や輸液セットなどを準備します。穿刺すると手が離せなくなるので、事前に忘れずに準備しましょう。針の種類、物品のそろえ方を説明します。

針の種類 針には翼状針と留置針の 2 種類があります。どのように使い分けるかを整理しましょう。

■ 翼状針

翼状針は、点滴時間が比較的短時間(30 分〜 1 時間)の場合に使い、輸液終了後は抜針して破棄する、使い捨ての針です。短時間の輸液に用いるのは、血管に入る針の部分が短く、抜けやすいためです。

使用には、点滴中に患者さんが腕など挿入部を動かさないでいてくれることが絶対条件です。留置針よりも穿刺の手間がかからないのも特徴です。

■ 留置針

留置針は、点滴時間が長い場合や、手術時、状態が安定していないために急な輸液が必要になる可能性がある場合、点滴中に体を動かす可能性がある場合に用います。輸液後も血管内に留置しておけるので、こうよばれます。

留置針は内筒と外筒の 2 重構造になっており、針を刺してから、外筒に内蔵されているやわらかいプラスチック製のカテーテルを残し、内筒を抜きます。カテーテルは血管内に長く挿入されるので、抜けにくいのがメリットです。

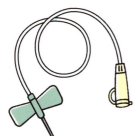

特徴
・短時間の輸液に使う
・抜けやすい
・手間がかからない

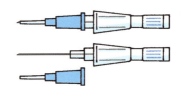

特徴
・長時間の輸液に使う
・抜けにくい
・手間がかかる

■ 針の太さ　インチ(1 インチ= 25.4mm)の逆数であるゲージ(G)という単位で表します。19G は 1/19 インチ(約 1.33mm)、25G は 1/25 インチ(約 1.02mm)です。G の数字が小さいほど針が太くなります。

太い針の特徴　急速投与が必要な場合や輸血などを行う場合に用いられます。血管が細い患者さんには入らないことがあります。また、細い針よりも痛みを伴います。

細い針の特徴　血管の細い患者さんに使用できます。速い速度での投与には向きませんが、患者さんの痛みが少ないのが特徴です。

> 必要物品を確認する

静脈カテーテルによる輸液で必要な物品です。
物品をそろえた後の手順も確認しておきましょう。

①必要物品をセットする
　（翼状針の場合）

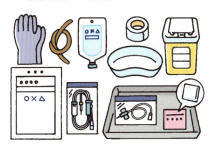

上段左から 手袋・駆血帯・輸液製剤・固定用テープ・膿盆・針捨て容器
下段左から指示箋・輸液セット・翼状針・アルコール綿・トレイ

②指示箋と、患者さんの氏名・輸液製剤名・投与量・投与日を確認する

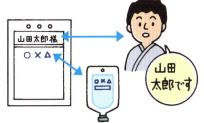

誤投薬を防ぐために、必ず指示箋と照合します。患者さんの氏名は、本人に名乗ってもらうことが大事です。

③アルコール綿でトレイと輸液製剤のゴム栓を各々消毒する

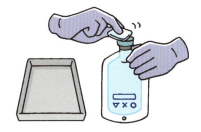

感染症を予防するために、消毒を行います。

④ゴム栓に輸液セットのピン針を刺す

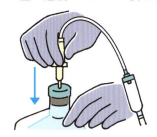

針はゴム栓に対して垂直に、一度で刺します。

⑤輸液製剤を点滴スタンドにかけ、クレンメを閉じて点滴筒に輸液を1/3～1/2ほど満たす

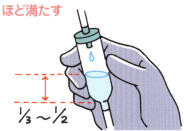

輸液製剤を点滴筒に1/3～1/2満たすことで、滴下のスピードを確認することができます。

⑥クレンメを開放して、ルート内と針先にまで輸液を満たす

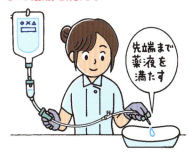

ルートに空気が入っていると、空気塞栓を起こすことがあります。必ず針の先端まで輸液で満たして、空気が入らないようにします。

| STEP 2 駆血帯を巻く | 穿刺する部分より7～10cmほど心臓に近い位置に駆血帯を巻きます。血管を怒張させるために、親指を中に入れて手を握ってもらいます。 |

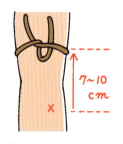

| STEP 3 血管を探す | 輸液に使う静脈は、固定しやすい上肢の内側で探すようにします。細い血管だと輸液が漏れやすくなるので、なるべく太い血管を選びます。手の甲（手背）は、針を刺したときに痛みが強く感じられます。利き腕や関節は動きやすいので避けましょう。 |

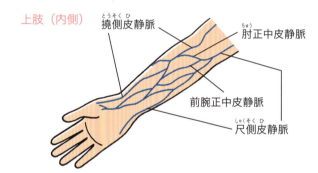

| STEP 4 消毒する | 手袋を装着し、穿刺部分から周辺に向けて円を描くようにアルコール綿で清拭し、消毒します。ふき終えたら、アルコールが完全に乾燥するまで待ちましょう。 |

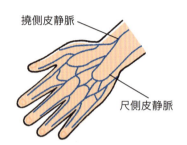

| STEP 5 穿刺する | 血管に針を刺します。翼状針と留置針では操作が異なる部分があるので、注意が必要です。
できるだけ、針刺し防止装置がついたデバイス（翼状針や留置針）を使いましょう。 |

■ 翼状針の場合

①翼状針に生食などのシリンジをつけ、針先まで薬液を満たしておく。
②利き手とは反対の手で、穿刺する血管が動かないように、皮膚を手前側に軽く引っ張ります。
③利き手で翼状針の翼を折って持ち、皮膚に対して15～20度の角度で穿刺します。
④血液が逆流したら、針を進ませるのをやめます。
⑤駆血帯をはずして翼をテープで固定してから、シリンジをはずし、輸液ルートを装着します。

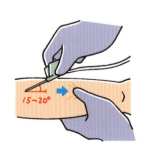

■ 留置針の場合

①利き手と反対の手で、穿刺する血管が動かないように、皮膚を手前側に軽く引っ張ります。利き手の親指と人さし指で留置針を持ち、皮膚に対して15～20度の角度で穿刺します。血液が逆流したら、針を進ませるのをやめます。

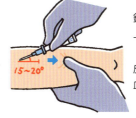
針先の刃面（針の断面）を上にして穿刺する
皮膚を手前に引いて、血管を固定する

②針をやや寝かせて、さらに2～3mm挿入します。

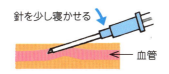
針を少し寝かせる
血管

③内針は動かさず、人さし指で外筒だけを根元まで進め、外筒が最後まで血管内に入ったことを確認します。

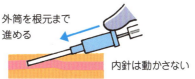
外筒を根元まで進める
内針は動かさない

④もう片方の手で駆血帯をはずし、外筒の先端部分あたりの皮膚を指で押さえ、利き手で内針を抜きます。内針は手で触れずに、すぐに針捨て容器に捨てます。

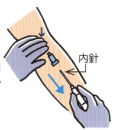
薬指で、外筒の先端あたりを皮膚の上から押さえる
内針

STEP 6 輸液ラインと接続する

薬指で外筒の先端あたりを押さえたまま、外筒と延長チューブをしっかり接続します。

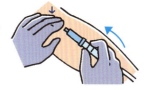

STEP 7 滴下を確認する

クレンメをゆるめて、輸液がスムーズに落ちているか、穿刺部に腫れや痛みがないかを確認します。

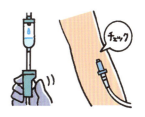
チェック

STEP 8 固定する

フィルムドレッシング材を貼って留置針を固定します。穿刺部の観察ができるように、透明のフィルム材を使いましょう。延長チューブはループをもたせて固定します。

■ 翼状針の場合

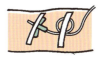

留置針の場合
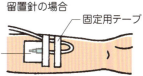
固定用テープ
透明フィルムドレッシング材

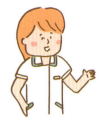

体液や電解質の IN-OUT バランスは、輸液の選択や病態に深く関係します。ここで、きちんと基本を押さえておきましょう。

キホン❷ 体液の役割って何?

[体の中で、水と電解質はどのような働きがあるのでしょうか。まずは体液の役割と組成について説明します。]

▶ 成人の体液は体重の約 60％

体液とは、**人の体に含まれる水分のこと。**体液量は、新生児は体重の 75〜80％、小児は 65％あり、成長とともに体脂肪が蓄えられていくことで減少していき、**成人は体重の約 60％になります。**高齢者は約 50％とさらに減少しますが、これは老化によるものと考えられています。

水分のほかは、タンパク質が 18％、脂質 15％、無機質 7％で構成されています。

■ 年代による体液量の変化

新生児

水分約 75％

成人

水分約 60％

高齢者

水分約 50％

▶ 体液の組成は?

体液は主に、水と電解質のほか、非電解質であるブドウ糖、タンパク質、尿素などからできています。水の役割は①酸素や栄養、老廃物を溶かす溶媒、②溶けた溶質の全身への運搬、③体温の変動を抑えたり、発汗によって体温を下げたりする体温調節があげられます。

しかし、水だけでは体内に留まることができません。水は電解質と一緒でないと、体内に存在できず、細胞膜を出入りすることもできないのです。

電解質の働きについては、P.38 からくわしく説明します。

▶ 体内に入る水分、体内から出る水分

私たちは、口から水分を取り入れています。飲料と食事に含まれるものなど、**口から摂取する水分は1日約1.8L**です。

これに対し、体の中で作られるのが代謝水です。体内に取り入れた酸素を燃焼してエネルギーを作り出すと、体内には二酸化炭素と水（代謝水）が発生します。この**代謝水は1日300～350mL**になります。

ですから、口から摂取する水分1800mLと代謝水300mLで、**体内には1日で合計2100mLの水分が入ってきます**。

一方、1日に体内から出ていく水分は、**尿から1300mL、便から100mL、不感蒸泄で700mL**といわれます。不感蒸泄とは**呼吸や皮膚から蒸発して喪失する水分**のことです。

つまり、**1日で合計2100mLの水分が体内から出ていくことになります**。

▶ 体内水分のIN-OUTバランスとは？

体内の水分は、体に異常がない場合、**入ってくる水分量（摂取量）と出ていく水分量（排泄量）がほぼ同じ**に保たれます。体内水分の出入りのことを水分出納バランス、またはIN-OUTバランスとよびます。

IN-OUTバランスを保つために必要な**最小水分量は、体から出ていく水分量（尿＋便＋不感蒸泄）－体で作られる水分量（代謝水）となります**。

■1日の水分量のIN-OUT（成人の場合）

摂取水分量	経口摂取	1800mL
	代謝水	300mL
	合計	2100mL
排泄水分量	尿	1300mL
	便	100mL
	不感蒸泄	700mL
	合計	2100mL

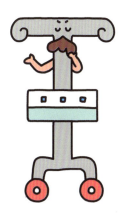

キホン3 電解質の種類と働き

[体液の構成成分であり、体が正常に機能するために不可欠な電解質。
輸液を扱ううえで、電解質の働きを理解することは大変重要です。]

▶ 電解質って何？

電解質（イオン）とは、**水に溶けると電気を通す性質をもつ物質**です。体液には電解質が含まれており、**細胞の浸透圧を調節し、筋肉細胞や神経細胞が正常に働くために重要な役割**をもっています。体液に含まれる主な電解質は、もともとは五大栄養素の1つであるミネラルです。これらが体の中で**水に溶けることで電気を通す性質をもった**ものを電解質とよびます。

体液中の電解質量は、多すぎても少なすぎても細胞や臓器の働きに異常をもたらし、生命の危険につながることもあります。そのため人の体は、体内の水分と同様、恒常性を維持するために**電解質の IN-OUT バランスがプラスマイナスゼロになるように調整**しています。

健康維持に不可欠な体の恒常性

私たちは、水や食事から水分や電解質を摂取するとともに、ほぼ同じ量を排泄しているため、水分や電解質の濃度を一定に保つことができています。健康を維持するには、常に体のバランスを保つ、恒常性（ホメオスターシス）が不可欠です。この恒常性がくずれた場合に、輸液によって体液の異常を是正することが、治療の基本といえます。

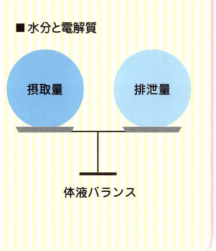

■水分と電解質
摂取量　排泄量
体液バランス

▶ 電解質の種類と働き

　代表的な電解質にはナトリウムイオン（Na^+）、カリウムイオン（K^+）、マグネシウムイオン（Mg^{2+}）、カルシウムイオン（Ca^{2+}）、クロールイオン（Cl^-）、などがあります。電解質は水に溶けると、プラスの電気を帯びた陽イオンとマイナスの電気を帯びた陰イオンに分離する性質があります。

　陽イオンになりやすいか、陰イオンになりやすいかは物質を構成する原子によって決まります。

　体液に含まれる電解質は、それぞれの働きも違います。代表的な電解質の生体内での働きを確認しましょう。

　例えば、塩化ナトリウム（$NaCl$）は水に溶けると、ナトリウムイオン（Na^+）（陽イオン）とクロールイオン（Cl^-）（陰イオン）になります。

	陽イオン	陰イオン
塩化ナトリウム $NaCl$	ナトリウムイオン Na^+	クロールイオン Cl^-
塩化カルシウム $CaCl_2$	カルシウムイオン Ca^{2+}	クロールイオン Cl^-
硫酸マグネシウム $MgSO_4$	マグネシウムイオン Mg^{2+}	硫酸イオン SO_4^{2-}

●電解質過不足の症状

		症状	原因
カリウム	欠乏	脱力感、筋力低下、食欲不振、骨格筋の麻痺	激しい嘔吐や下痢の場合、利尿降圧剤の長期使用
	過剰	筋収縮が調節できなくなり、四肢のしびれ、心電図異常などの症状が現れ、重篤な場合は心停止を起こす	腎機能低下など
カルシウム	欠乏	骨粗鬆症、神経や筋肉の興奮が高まり、テタニーという筋肉のけいれんが起こり、重症化すると全身のけいれんに及ぶ。	摂取量の不足など
	過剰	軟組織の石灰化、泌尿器系結石、前立腺がん、鉄や亜鉛の吸収障害、便秘など	過剰摂取など
マグネシウム	欠乏	不整脈、虚血性心疾患、動脈硬化症など。吐き気、精神障害などの症状、筋肉のけいれん	摂取量の不足
	過剰	血圧低下、吐き気、心電図異常など	腎機能低下など
ナトリウム	欠乏	疲労感、血液濃縮、食欲不振	多量の発汗、激しい下痢
	過剰	血圧上昇、浮腫	過剰摂取など

第1章　実践版！　輸液製剤の種類と使い分け

キホン 4 水分は、体内のどこに存在する？

> 体内の水分（体液）の分布を知ることは、病態に合わせてどんな輸液をどこに補充するかを決めるための基礎。しっかり覚えましょう。

▶ 体内の水分分布を知ろう

体液は、細胞膜を隔てて細胞内液と細胞外液に大別されます。細胞外液は毛細血管壁によって、さらに組織間液と血漿に分けられます。つまり**細胞外液は循環血液量ともいえます**。

全身の**体液は細胞内液に40％、組織間液に15％、血漿に5％という割合で分布**しています。ここで需要なのは、**細胞内液が細胞外液の2倍存在**していることです。それは、細胞外液（循環血液量）が何らかの理由で減少した場合、細胞内液は細胞外に移動して細胞外液を補う役割があるからです。

■ 細胞と組織液、血管の構成

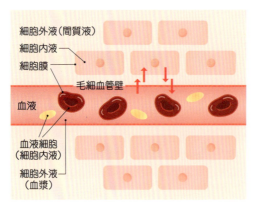

■ 体内の水分分布図

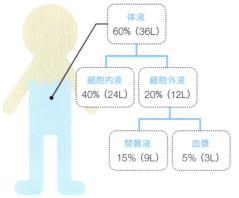

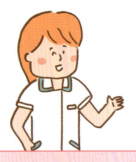

体内の水分分布は、
体重60kgの場合、体液量は体重の60％なので36L、
このうち細胞内液は24L、細胞外液は12Lになります。
さらに細胞外液の内訳は、間質液が9L、血漿が3Lになります。

▶ こんなに違う！ 細胞内液と細胞外液の組成

　細胞内液と細胞外液では、含まれる電解質の種類や量が大きく異なります（下図参照）。

　細胞内液の主体は陽イオンのカリウムイオン（K^+）やマグネシウムイオン（Mg^{2+}）、陰イオンのリン酸水素イオン（HPO_4^{2-}）です。エネルギー産生やタンパク合成などの代謝に関係しています。

　細胞外液（血漿）の主体は陽イオンのナトリウムイオン（Na^+）、陰イオンのクロールイオン（Cl^-）です。**細胞外液（血漿）は0.9％の食塩水（生理食塩水）に近い組成**をしています。働きとしては、循環血液量を維持して細胞に栄養素や酸素を運搬するほか、老廃物や炭酸ガスを細胞外に排出するのに欠かせません。

■ 体液の電解質組成

組成 (mEq/L)		細胞外液		細胞内液
		血漿	組織間液	
陽イオン	Na^+	142	144	15
	K^+	4	4	150
	Mg^{2+}	3	1.5	27
陰イオン	Cl^-	103	114	1
	HPO_4^{2-}	2	2	100

……… 毛細血管壁　――― 細胞膜

『終末期がん患者の輸液療法に関するガイドライン2013年版』より

▶ 細胞膜の役割

　細胞内液と細胞外液で、異なる電解質の組成が保たれているのは、細胞膜が半透性の性質をもつ半透膜だからです。**細胞膜を通って、水は自由に行き来できます。しかし、細胞膜は一定の大きさ以下の分子は通しますが、それ以上大きい物質は通すことができません**。つまり、細胞膜が電解質などの物質の出入りをコントロールしているというわけです。

　細胞外液を隔てている**毛細血管壁は、水のほかにも低分子物質の電解質やアミノ酸は自由に通します。しかし、高分子物質である血漿タンパク（アルブミンなど）などは通しません**。このように血漿タンパクは細胞外になかなか出られないため、膠質浸透圧（→P.44）が生じて組織内の水分を血液中に引き込み、**血管内の水分が保持**されています。

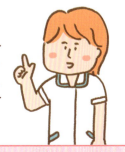

細胞外液に関係して膠質浸透圧の話が出てきましたね。
浸透圧についてはP.40からくわしく説明します。

キホン ❺ 輸液の仕組み、浸透圧を理解しよう

[浸透圧は輸液のしくみの基本。正しく理解することが
医療現場での力につながります。意味をしっかりつかみましょう。]

▶ 浸透圧とは?

　細胞内液と細胞外液の電解質濃度が一定に保たれることで、体は正常に機能します。そのために体内の水は細胞内外を移動し、調整します。この水の移動に関係するのが浸透圧です。

　では、浸透圧とはどのような作用なのでしょうか。

　仮に小さな分子（水）だけを通す半透膜を挟んで、溶質の濃度が高い液体と、濃度の低い液体があるとします。ここで大事なのは、**濃度の低い液体の水は半透膜を通り、濃度の高い液体に移動しようとする性質がある**ことです。

　この性質によって、濃度の高い方の液体に水が移動して、高い方の溶液が水で薄まり、もう一方の溶液と同じ濃度になります。このとき、水が移動した分、濃度の高い方の部屋の圧は上昇しています。つまり**浸透圧とは、濃度を均一にしようとするために働く圧力のこと**なのです。

■浸透圧とは

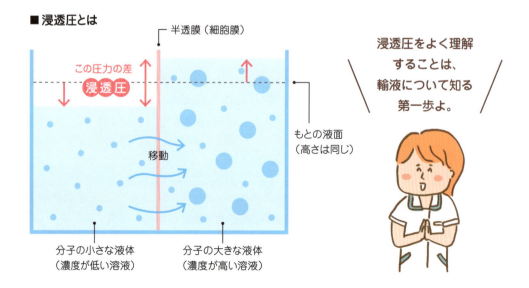

浸透圧をよく理解することは、輸液について知る第一歩よ。

▶ 低張、等張、高張って何？

浸透圧は濃度を均一にするために働く圧力ですが、いいかえれば、溶液が水を引き込む力ともいえます。浸透圧は溶質の分子の数と大きさによって決まります。**半透膜を挟んで、濃度が均一である状態を、等張**といいます。

> **体液（血漿）の浸透圧は 285 ± 5 mOsm/L**
> ＝
> 晶質浸透圧
>
> ・**等張液** の浸透圧は血漿とほぼ **等しい**
>   （細胞内外の水の移動なし）
>   └ （生理食塩液、乳酸リンゲル液、5％ブドウ糖液など）
>
> ・**低張液** の浸透圧は血漿より **低い**
>   （細胞内に水分が入る）
>   └ （蒸留水など）
>
> ・**高張液** の浸透圧は血漿より **高い**
>   （細胞内から水分が出る）
>   └ （10％食塩水、20％ブドウ糖液、10％アミノ酸液など）

　輸液も上の3種類に分類されますが、主に使われるのは等張液です。また、ここで気をつけなければならないのが、**等張電解質輸液（→ P.19）や、低張電解質輸液（→ P.25）とは違う**ということです。例えば、低張電解質輸液の場合、電解質濃度が血漿より低張であり、ブドウ糖が配合されて等張（浸透圧が血漿と等しい）になっているため、低張液とは異なるわけです。混同しないようにしましょう。

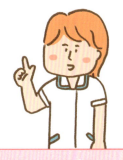

低張液である多量の蒸留水が体内に入ると、
細胞内に急速に水分が移動し、
溶血を引き起こしてたいへん危険です。

▶ 膠質浸透圧と晶質浸透圧

　浸透圧には、膠質浸透圧と晶質浸透圧（血漿浸透圧）の2種類があります。
　膠質浸透圧とは、主に血漿中のアルブミンの濃度によって生じる浸透圧のことで、血漿や組織間液で生じます。
　晶質浸透圧とは、ナトリウムやカリウムなどの小分子物質によって生じる浸透圧のことで、細胞内液と細胞外液の間で生じます。
　正常な状態では、**膠質浸透圧は晶質浸透圧の1/200程度**しかありません。つまり、晶質浸透圧の方が体に与える影響が200倍大きいともいえます。そのため、**体内ではナトリウムとカリウムのバランスを保つことが重要になります。**
　晶質浸透圧の正常値は285±5 mOsm/kgH$_2$O です。
　膠質浸透圧の正常値は25mmHg です。mOsm/kgH$_2$Oの単位でいうと、約1.3mOsm/kgH$_2$Oです。

■ 晶質浸透圧と膠質浸透圧の違い

		作用する箇所	溶質	正常値
晶質浸透圧	ナトリウムやカリウムなどの小分子物質によって生じる浸透圧	細胞内液と細胞外液の間	電解質、糖質、アミノ酸	285±5 mOsm/kgH$_2$O
膠質浸透圧	主に血漿中のアルブミンの濃度によって生じる浸透圧	血漿や組織間液	血漿タンパク	約1.3 mOsm/kgH$_2$O = 25mmHg

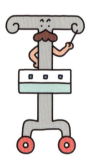

▶ 輸液の原則と浸透圧

　輸液は血管（静脈）に穿刺して輸液剤を投与すると、まず血漿に入ります。輸液の原則は、**体の中の浸透圧と等しい浸透圧の輸液製剤を投与する**ことです。その代表的な例は**生理食塩水と5%ブドウ糖液です。どちらも正常な場合の血漿の組成と浸透圧に近いのが特徴**で、生理食塩水と5%ブドウ糖液が電解質輸液製剤の基本といわれるのはそのためです。

　例えば、細胞内液が不足しているからといって、直接、細胞内液に水分を投与することはできません。輸液製剤は、まず血漿に投与されます。しかし、**浸透圧によって細胞内液と細胞外液（血漿）は水分が移動できます。輸液はこの作用を活用したもの**です。

　輸液では、体液量が変化しているのは細胞内液なのか細胞外液なのかを推測し、どこに補充したいのかを決定し、輸液製剤を選択します。

▶ 等張電解質輸液の分布

　等張電解質輸液（→P.19）**は、電解質の浸透圧が体液とほぼ同じで、投与した輸液製剤が細胞内へ移動することなく、細胞外へ分布するため細胞外液量を増やします。**

　等張電解質輸液製剤は、血管内や組織間に水分や電解質を直接補給することができます。そのため、細胞外液補充液ともよばれています。

▶ 低張電解質輸液の分布

　低張電解質輸液（→P.25）は、**体液より電解質濃度が低い輸液製剤です。**水は、浸透圧の低い方から高い方へ移動するため、細胞外液に輸液された低張電解質輸液製剤の水分は、細胞内液に移動します。そのため、細胞内液を含む体全体に水分を補給することができます。

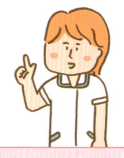

ブドウ糖液を体の中に投与すると、すぐにブドウ糖がエネルギーとして利用されます。そのため、純粋な水分として細胞内と細胞外を行き来できます。

キホン 6 覚えておきたい電解質異常 ①脱水

[脱水は電解質異常の中でも、医療現場でよく経験するものです。
細胞のどこが脱水しているかによって処置は変わります。]

▶ 脱水の種類

脱水は、正常時よりも体液量が不足している状態です。原因はさまざまですが、体液の組成バランスの変化によって、ナトリウム欠乏型脱水と水分欠乏型脱水に大別されます。実際には、両方が欠乏していることもよくあります。

■ 脱水の種類と症状

	高張性脱水	等張性脱水	低張性脱水
状態	水分が電解質（ナトリウム）よりも多く喪失した状態。血清ナトリウム値、血漿浸透圧がともに高くなっている。	水分と電解質が同じ割合で喪失した状態であるため、血漿浸透圧、血清ナトリウム値はともに正常値を示す。	電解質（ナトリウム）が水分より多く喪失した状態。血漿浸透圧、血清ナトリウム値はともに低くなる。
症状	口の渇き、尿量の減少、昏睡など	血圧低下、尿量の減少、脈拍数の上昇	脱力感、頭痛、倦怠感、傾眠

脱水の処置では、細胞のどの部分で水分が不足しているかを把握することが大切です。3種類の脱水の、それぞれの症状と合わせて覚えておきましょう。

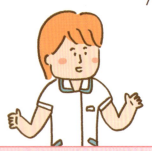

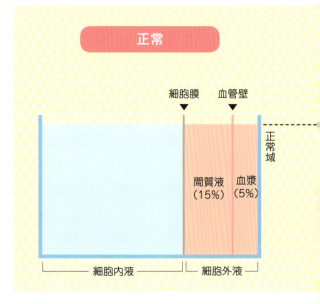

正常

ナトリウム欠乏型脱水

　ナトリウム欠乏型脱水は、ケガや手術などによる出血、嘔吐や下痢などに**よって体液が喪失したことで起こります**。比較的、急激に起こることが多いのも特徴です。循環血液量が減少するために血圧が低下し、その影響でめまい、頭痛、吐き気などが起こります。

　細胞外液のナトリウムなどの電解質が喪失するため、細胞外液の浸透圧が低下します。これによって細胞外液の水分が細胞内液に移動している状態なので、**細胞外液に水分を補給する必要があります。**等張電解質輸液である**生理食塩水、乳酸リンゲル液などの輸液製剤を選択**します。

水分欠乏型脱水

　水分欠乏型脱水は、病気で長期間食事ができなかったり、炎天下に長時間いて汗を多くかいたりしたときなどに起こります。**細胞外液と細胞内液の両方から水分が喪失した状態です。**血漿浸透圧が上昇するため、口が渇いたり尿量が減少したりします。脱水が進行すると、意識レベルの低下や昏睡などの症状がみられます（→P.73）。

　輸液は細胞外液と細胞内液に水分を補給できるものを選択します。低張電解質輸液である**3号液（維持液）、5%ブドウ糖液などの投与が一般的**です。

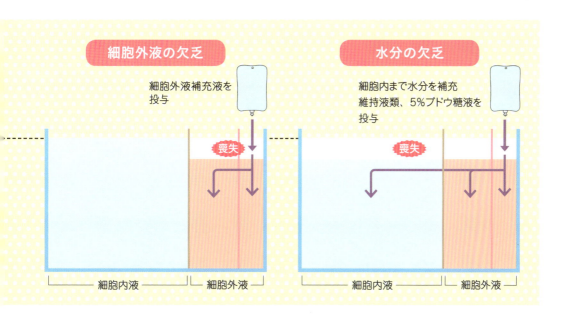

キホン 7 覚えておきたい電解質異常 ② 浮腫

> 浮腫＝むくみを甘くみてはいけません。
> 背景には腎機能の低下や心不全が隠れていることがあります。

▶ 浮腫

　浮腫は、細胞間質に水分が過剰に存在している状態です。本来は、多少であれば水分や塩分を多く摂取しても、腎臓によって尿量を増やすことで調節されます。ですから、まず考えられるのは、腎臓機能が低下している可能性です。

　しかし、浮腫の原因は腎臓機能だけではなく、静脈圧上昇による浮腫と膠質浸透圧の低下による浮腫に大別できます。

正常な状態

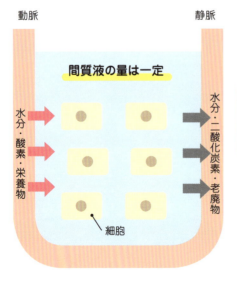

浮腫の状態

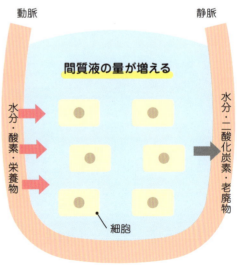

静脈圧の上昇による浮腫

静脈圧の上昇による浮腫は、うっ血性心不全によって静脈圧が上昇して、血液の還流が悪くなることで起こります。還流が悪くなると血管の水分が細胞間質にあふれていき、浮腫の状態となります。細胞間質の水は細胞内に移動し、体液全体が過剰の状態になります。

膠質浸透圧の低下による浮腫

膠質浸透圧とは、血管内に水分を引き込む浸透圧のことです（P.44 参照）。膠質浸透圧は、血漿タンパクのアルブミン濃度が低下すると、浸透圧の原則によって、血管内に水を引き込む力が弱まります。

アルブミン濃度が正常であれば、細胞間質に過剰な水分がたまっても、膠質浸透圧によって余分な水は静脈血に引き込まれ、腎臓に運ばれて尿として排泄されます。この働きができなくなるのが膠質浸透圧低下による浮腫です。

また、ナトリウム濃度の変化も膠質浸透圧による浮腫の原因となります。細胞外液で水分が過剰にたまってナトリウム濃度が低下すると、浸透圧の働きで細胞内液に水が移動します。これによって細胞内の水分が過剰になり、浮腫を起こします。

知ってる？ 単位の意味と読み方

mOsm（ミリオスモル） 浸透圧の単位。mol/L は、溶液 1L 中に溶けている溶質のモル（mol）数。1 モルの重さは、その物質の原子量か分子量をグラム数で表したもの。輸液では 1/1000 の単位である mmol/L（mM）を用います。

　計算式は、mol/L（M）＝溶液 1L 中の溶質の g 数／溶質の分子量

mEq（ミリイクイバレント、またはメック） 電解質の濃度の単位。体液や輸液 1L に含まれる電解質量を表したもの。Eq は equivalent（イクイバレント）の略で、mEq（ミリイクイバレント）は Eq の 1/1000 の単位。

　計算式は、mEq/L ＝ mmol/L × 電荷数

pH（ピーエイチ） 溶液が酸性かアルカリ性かの指標。血液の正常 pH は 7.35〜7.45 で調整されています。血液の pH が酸性に傾いた病態はアシドーシス、アルカリ性に傾くとアルカローシスとよばれます。

体液量が変化する病態を整理しよう

体液量の IN-OUT バランスがくずれると、さまざまな症状や
疾患につながります。体液量の変化の要因をまとめておきましょう。

下痢

水と電解質が喪失します。電解質はナトリウムイオン（Na$^+$）、カリウムイオン（K$^+$）、クロールイオン（Cl$^-$）、重炭酸イオン（HCO$_3^-$）です。多量に下痢をした場合は、低カリウム血症、代謝性アシドーシスなどを起こすことがあります。体液が減少することにより、抗利尿ホルモン（ADH）の分泌が増えます。すると、血中ナトリウム濃度が低下して、低ナトリウム血症や乏尿の原因となります。

発汗

汗は上昇した体温を下げるために、エクリン腺から血漿の一部が分泌されたものです。多量に発汗すると電解質の再吸収が間に合わなくなるため、浸透圧のバランスがくずれ、体液量が減少します。発汗では、ナトリウムイオン（Na$^+$）、カリウムイオン（K$^+$）、クロールイオン（Cl$^-$）が失われます。

心不全

うっ血性心不全では、静脈圧が上昇し、浮腫になります。低ナトリウム血症も併発します。

出血

血液を失うことで、循環血液量が減少します。

嘔吐

胃液を喪失するため、ナトリウムイオン（Na$^+$）、カリウムイオン（K$^+$）、クロールイオン（Cl$^-$）が失われます。体液量の減少、低カリウム血症や低クロール血症を起こすことがあります。胃酸が失われることで、pH がアルカリ性に傾きます（アルカローシス）。

発熱

発熱によって体温が 37℃以上になると、1℃の上昇につき不感蒸泄が 15 〜 20% 増加します。高熱が続くと水分が失われるほか、ナトリウムイオン（Na$^+$）も喪失します。

肝不全

血漿のアルブミン濃度が低下するため、膠質浸透圧の低下による浮腫が起こります。腹水がある場合は、呼吸性アルカローシスが起こるケースもあります。

腎機能低下

腎臓は体液量と電解質の調節にとって、重要な器官です。腎不全は乏尿などを起こすため、浮腫を招きます。高カリウム血症、低カリウム血症などの電解質異常、代謝性アシドーシスなどの原因にもなります。

副腎機能低下

副腎機能が低下すると体液量が減少し、高カリウム血症、代謝性アシドーシスを起こすことがあります。逆に副腎機能が亢進すると、体液量が過剰になります。

高血糖（糖尿病）

糖尿病が進行すると腎機能が低下するため、膠質浸透圧の低下による浮腫が起こります。尿糖が出ると浸透圧利尿が起こるため、脱水が進行します。また、高カリウム血症、低ナトリウム血症の原因にもなります。

第 2 章

NGあるあるから学ぶ

失敗を防ぐ輸液の手順をマスター！

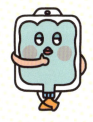

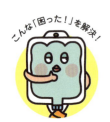

こんな「困った！」を解決！

末梢静脈ラインと中心静脈ラインは何が違う？

輸液の投与に使うラインは、末梢静脈ラインと中心静脈ラインの2種類です。
使い分け方と事故を防ぐための注意点を押さえておきましょう。

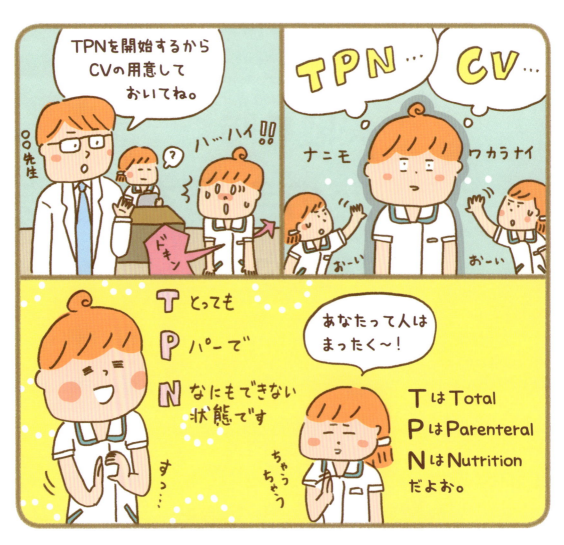

頭を整理しよう！

- 違いは血管の太さ？
- 高カロリー輸液はどちらを使う？
- 感染症が重度になりやすいのは？

腕の静脈からのラインと、心臓に近い血管からのライン

　末梢静脈ライン（末梢静脈カテーテル）とは、腕などの末梢静脈から薬剤などを投与するルートのことです。一般的に、電解質輸液を投与するときなど、臨床の現場で多く使用されます。看護師が血管確保を行えるのも末梢静脈ラインの特徴です。

　一方、**中心静脈ライン**（中心静脈カテーテル）は、心臓に近い太い血管から薬剤などを投与するルートのことです。高カロリー輸液（→P.29）や抗がん剤を投与する際などに選択されます。中心静脈ラインの確保は、医師が行います。

　また、中心静脈ラインは万が一、雑菌などで汚染されると心臓に近い太い血管に菌がダイレクトに入ってしまうため、敗血症を発症し、ショック状態を起こす危険があります。どちらのラインにもいえることですが、感染予防のための手技と管理の徹底が非常に重要です。

栄養輸液の場合の投与方法

　栄養輸液の場合は、投与する輸液の種類や期間によって、ラインのとり方が異なります（P.29参照）。

【末梢静脈栄養】
PPN
（Peripheral Parenteral Nutrition）
▼
末梢静脈ラインから投与

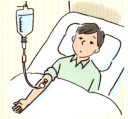

経口摂取困難な期間が1週間〜10日くらいのとき

【中心静脈栄養】
TPN
（Total Parenteral Nutrition）
▼
中心静脈ラインから投与

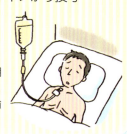

経口摂取困難な期間が1週間以上、または高カロリー輸液を投与するとき

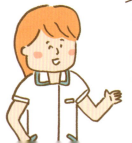

中心静脈カテーテルはCVC（Central Venous Catheter）ともいいます。現場ではこれを「CV（ライン）」と省略してよぶことも多いので、覚えておきましょう。

第2章　失敗を防ぐ　輸液の手順をマスター！

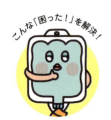

こんな「困った！」を解決！

輸液事故防止の8R、ダブルチェックで徹底しよう！

医療事故の中でも、輸液にまつわる事故は非常に多く起こっています。事故防止のための「8つのR」をいかなるときでも徹底しましょう。

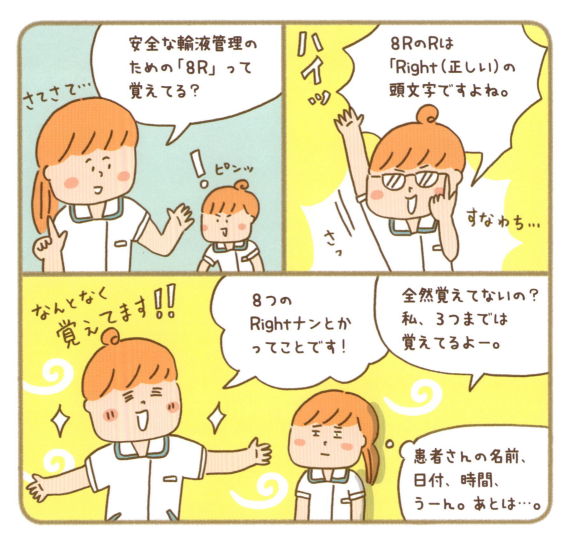

頭を整理しよう！

- どんな事故が多いの？
- 8Rって何？
- ダブルチェックは必要？

8Rを徹底しよう!

☐ 正しい患者
（Right Patient）

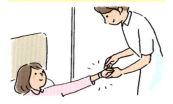

患者さんに名前を名乗ってもらい確認。口頭で申し送りする際は要注意です。

☐ 正しい日付
（Right Day）

投与が指示どおりの日にちかどうかを確認します。

☐ 正しい時間
（Right Time）

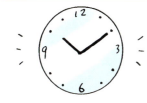

投与する時間を確認します。

☐ 正しい薬剤
（Right Drug）

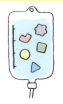

名前の似た薬剤、形状が似ている薬剤、薬剤の濃度に注意します。

☐ 正しい用量
（Right Dose）

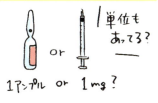

指示された薬剤の量を確認。単位の違いにも注意が必要です。

☐ 正しい手技
（Right Technique）

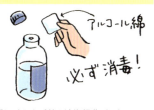

指示された手技か清潔操作ができているかを確認。

☐ 正しい速度
（Right Rate）

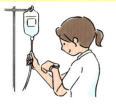

点滴速度の指示を確認。輸液ポンプ使用時も要注意です（P.63、78参照）。

☐ 正しい経路
（Right Route）

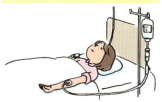

ラインの種類（P.52参照）や、ほかの薬との配合禁忌がないかを確認します。

> 指示された薬剤の単位は何か（g、mg、μg、mL、mEq、U、IU）、1錠なのか、1アンプルなのかもきちんと確認しましょう。

第2章　失敗を防ぐ　輸液の手順をマスター！

　医療事故のベスト3に入る業務の中には、医療現場で看護師が当事者となりやすい薬剤投与があります。

　看護師の仕事は常に時間に追われ、いくつもの業務を並行して行うのが普通です。また、ナースコールで中断されることもあり、1つの業務に集中しにくく、ミスを起こしやすい環境ともいえます。

　事故を未然に防ぐために、輸液の際に徹底しなければならないのが「**8R**」です。

　人はミスを犯すものだという前提に立って、8つの項目を看護師2人でダブルチェックしましょう。確認対象を指でさし、声に出して呼称します。患者さんの名前はフルネームで名乗ってもらうか、ネームバンドで確認します。

　周りが忙しそうだからと、ダブルチェックを遠慮してしまい、1人で確認するようなことは、絶対にやめましょう。

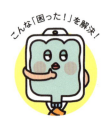

薬剤の準備、ほかの人に任せてしまった……

「人任せ」「なれ合い」は、確認不足を招き、ミスにつながります。
自分の業務に責任をもち、必要な準備・確認を怠らないようにしましょう。

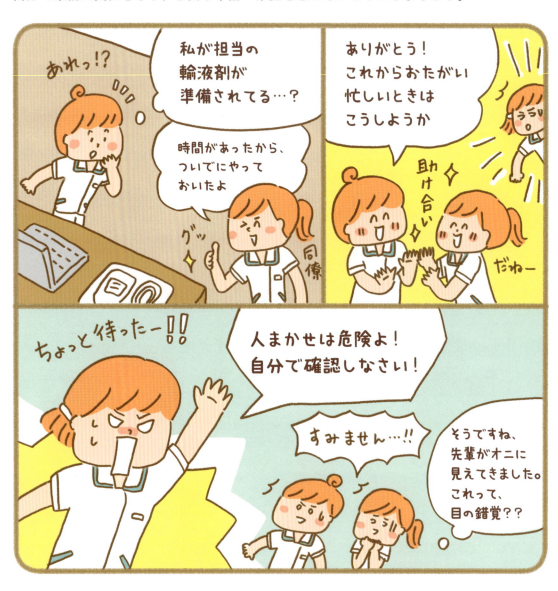

頭を整理しよう！

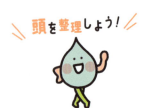 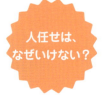 

"思い込み"をなくして、ミスを防ごう!

　薬剤の取り違えが起こるとき、その原因で多いのが「錯覚」です。錯覚というと、薬剤名やパッケージが似ているものを誤って選んでしまう「目の錯覚」を思い浮かべる人が多いでしょう。「この頭文字は(この色形は)、自分が探している薬剤に違いない」という思い込みで、処方とは違う薬剤を選んでしまうのです。また、口頭指示の場合は聞き間違い、つまり「耳の錯覚」を起こすこともあります。

　一方で、錯覚には「心理的錯覚」もあります。「ほかの看護師が親切のつもりで、代わりに薬剤を準備してくれていた」→「準備してくれた薬剤を正しいものだと思い込む」ということがそれに当たります。もし、その薬剤が間違っていれば、ミスにつながり、危険です。

　「〜のはずだ」「〜だろう」という不確かな思い込みは禁物です。薬剤準備のための一連の作業は、自分を含めたダブルチェックを忘れずに。ほかの人が準備・確認をしてくれていても、うのみにせず、必ず自分の目で確認を行ってください。そうすることでダブルチェックにもつながります。

　薬剤の間違いを防ぐために、なれ合いは絶対にいけません。

第2章 失敗を防ぐ 輸液の手順をマスター!

目の錯覚
・薬剤名やパッケージが似ている薬剤を見間違える

例えば、アンプルの形が似ているアキネトン注射薬とジゴシン注射薬とセレネース注射薬など

耳の錯覚
・薬剤名が似ているため、口頭指示の際に聞き間違える

例えば、イソゾール注射薬とイトリゾール注射薬、ソル・コーテフ注射薬とソル・メドロール注射薬など

心理的錯覚
・ほかの看護師が用意してくれた薬剤を「正しい薬剤だ」と思い込む
・処方を自分なりに予測することで起こる思い込み

↓

薬剤の取り違え

患者さんの命にかかわることです。患者さんに投与する前に、指示どおりの薬剤かどうか、念入りに確認するようにしましょう。

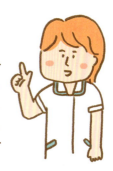

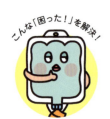

透析患者さんのシャント側から輸液ラインをとってしまった……！

透析患者さんの場合、輸液ラインをとってはいけない部分があります。
なぜいけないのか、ほかにも NG 部分はあるのかをチェックしましょう。

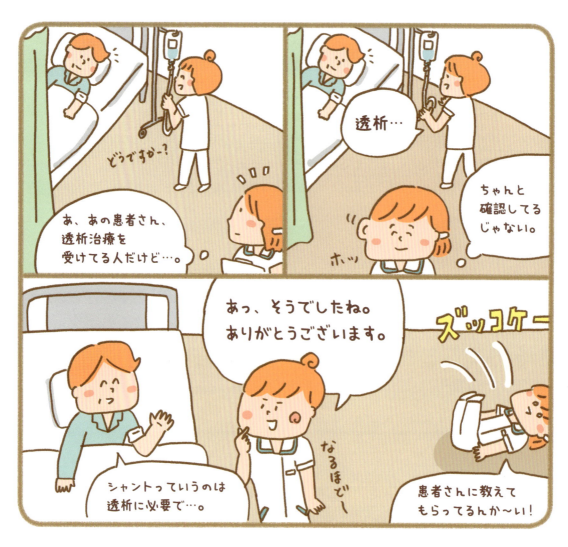

シャントって何？　なぜ、いけないの？　穿刺 NG の部位は？

穿刺してはいけない部位を覚えよう！

　輸液をする際は、患者さんの持病や病歴を把握しておくことも重要です。病気によっては、穿刺してはいけない部位があるからです。

　例えば透析治療をしている場合は、シャント（透析治療で使用する血管）がある側の腕から輸液ラインをとってはいけません。シャントに針刺しをしたり、シャント側の腕を駆血帯で圧迫したりすると、シャントに負担をかけてつぶしてしまうことにつながります。透析をしている患者さんがいたら、どこにシャントがあるのかを確認する必要があります。

　また、乳がんで乳房切除術をした側の腕から輸液ラインをとるのもNGです。乳がんの手術で、乳房の手術とともに腋窩（えきか）（脇の下）リンパ節の郭清（かくせい）（取り除くこと）が行われると、リンパ液の巡りが悪くなり、感染に対する抵抗力が落ちます。結果、腕や手指の傷口から感染が広がるリスクが高まるため、乳房を切除した側の腕に穿刺するのは避ける必要があります。

輸液ライン（穿刺）をとってはいけない部位

1. 血管硬化が進んでいる部位
2. 浮腫や損傷がある部位
3. 動静脈瘻や熱傷がある部位
4. 麻痺している側
5. 乳がんで乳房を切除した側
6. 透析シャントがある側

特に、❺、❻は外からみてもわかりません。カルテを確認するか、患者さんにたずねることを習慣にしましょう。

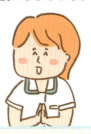

 ### シャントって何？

　腎臓の機能が大きく低下すると、体内の老廃物や不要な水分が排出できず、血液中にたまってしまうため、医療機器を用いて人工的に血液をきれいにする治療が必要になります。これが血液透析です。

　血液透析を行うためには、全身の血液を短時間で出し入れする必要があります。そのため、手術で手首の動脈と静脈をつないで、太い血管を作ります。この太い血管をシャントといいます。

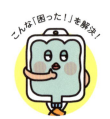

こんな「困った！」を解決！

患者さんへの注意事項説明を忘れてしまった……！

輸液による事故は、患者さんへの説明不足からも起こります。
説明するべき内容をよく覚えておきましょう。

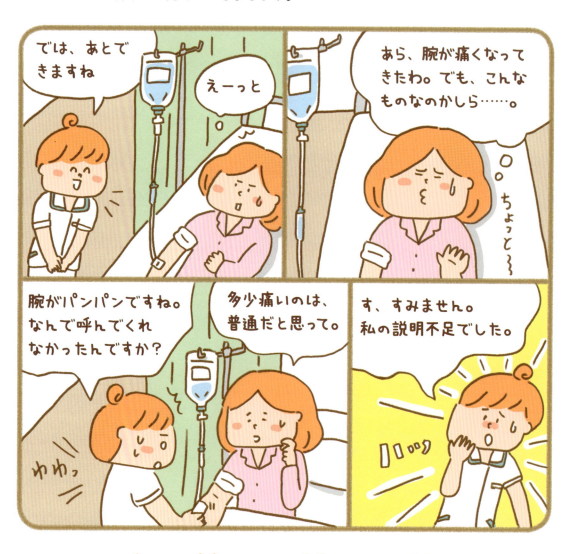

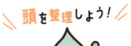

頭を整理しよう！

- 何を説明すればいい？
- 説明不足による事故例は？
- おかしいと思うことがあったら？

説明不足は大量輸液や逆流の原因にも!

　輸液をする際は、事故を防ぐためにも患者さんへの事前の確認・説明が必須です。次のような内容をチェックしたり、伝えたりしましょう。

輸液を行うときに必要な、患者さんへの確認・説明

①アレルギーはないか、過去に迷走神経反射を起こしたことがないかを確認
②医師や看護師に伝えていない持病はないかを確認
③何の薬剤を投与するのか、どれくらい時間がかかるのかを説明
④注射針を刺すときは動かないでほしいことを説明
⑤「気分が悪くなった」「トイレに行きたくなった」「刺入部が痛んだり腫れたりした」「血液が逆流した」などの異常があったら、必ず看護師に伝えてほしいことを説明
⑥点滴速度は看護師が管理するので、輸液の機械に絶対にさわらないでほしいことを説明

　このほか、輸液を始める前にトイレを済ませておくよう、声かけも忘れずに。横臥の状態で輸液をした場合、途中でトイレなどに立ち上がると、血液が逆流するケースがあるからです。また、針を刺す位置が肘や手首に近いと、刺入部が曲がって輸液が大量に入ったり、逆流したりすることもあるので注意しましょう。

事故を防ぐための準備・管理も大切

輸液を始めるとき

◆ナースコールは患者さんの手の届く位置に置く。
◆点滴スタンドはベッドの昇降側に置く。

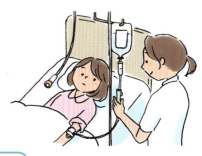

輸液中

◆訴えがなくても決められた間隔で患者さんの様子や輸液の速度などを観察する。
◆刺入部も観察する。

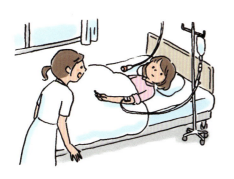

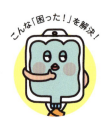

点滴の速度調整計算が苦手……

点滴の速度調整計算に苦手意識をもっていませんか？
きちんと調整できるように、基礎からおさらいしましょう。

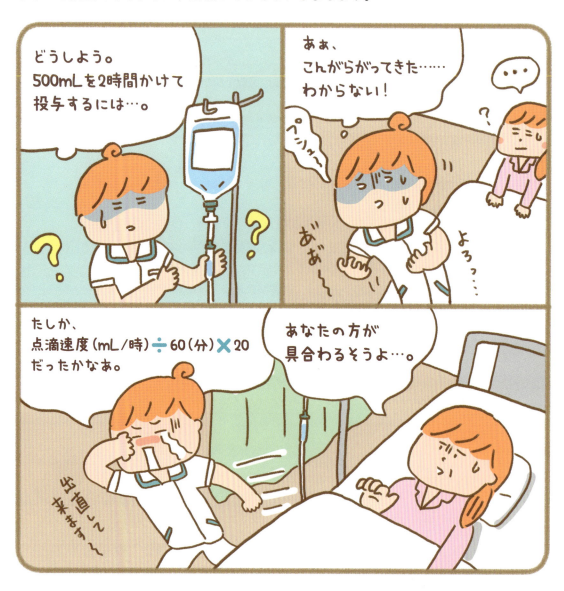

| 速度調整を する理由は？ | 投与速度の 調節の 仕方は？ | 調整の 仕方は器具で 異なる？ |

点滴の速度計算のための基礎知識

　輸液を点滴で投与するとき、「生食500mLを200mL/時で投与」または「生食500mLを2時間で投与」などと速度の指示が出されます。輸液の速度が速すぎると、心臓、肺、腎臓などの体液を調整する臓器の許容量を超えてしまい、心不全、不整脈、肺水腫、代謝障害などを起こします。オーダーどおり調整できるよう、輸液速度の調節の仕方をマスターしましょう。

　輸液速度を調節する方法は、クレンメ、輸液ポンプ、シリンジポンプによって異なります。輸液ポンプでは、予定量（合計で投与したい量）と流量（1時間で投与したい量）を、シリンジポンプでは、流量を設定するスイッチを利用しますが（→P.79）、クレンメの場合は看護師が速度を計算する必要があります。

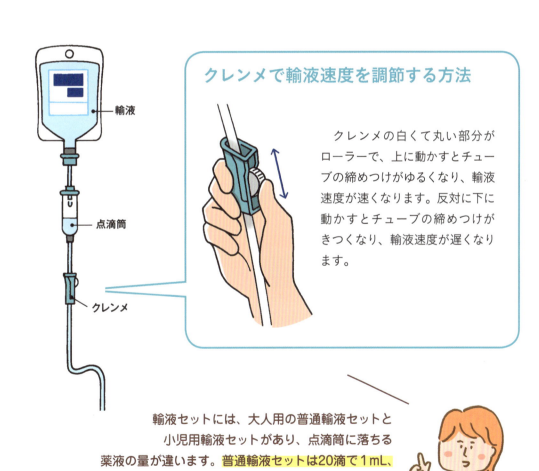

クレンメで輸液速度を調節する方法

クレンメの白くて丸い部分がローラーで、上に動かすとチューブの締めつけがゆるくなり、輸液速度が速くなります。反対に下に動かすとチューブの締めつけがきつくなり、輸液速度が遅くなります。

輸液セットには、大人用の普通輸液セットと小児用輸液セットがあり、点滴筒に落ちる薬液の量が違います。**普通輸液セットは20滴で1mL、小児用輸液セットは60滴で1mL**です。クレンメでの速度調整に必要なので、覚えておきましょう！

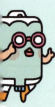

輸液速度（1分間の滴下数）の計算式を覚えよう

▼ 大人用の普通輸液セットの場合

1分間の滴下数 ＝ 点滴速度（mL／時）÷ 60（分）× 20（1mLの滴下数）

▼ 小児用輸液セットの場合

1分間の滴下数 ＝ 点滴速度（mL／時）÷ 60（分）× 60（1mLの滴下数）

 「生食500mLを200mL／時で投与」と指示されたとき
（普通輸液セットの場合）

❶ 1分間の滴下数を求めます。

200（mL／時）÷ 60（分）× 20（1mLの滴下数）＝約67滴

❷ 1分間の滴下数から、10〜15秒あたりの滴下数を求めます。

①で求めた1分間の滴下数約67滴を、10〜15秒の滴下数に換算します。割り切れない場合は、誤差の少ない数値を選びます。10秒の場合は、11滴となります。

滴下数の確認は、10〜15秒単位で行います。

❸ クレンメで速度を調節します。

クレンメのローラーを回して、10秒間に11滴、点滴筒に輸液が落ちるように調節します。

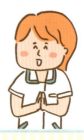

 「生食500mLを2時間で投与」という指示の場合は？

「200mL／時」といった投与速度ではなく、投与時間で指示が出された場合は、そこから速度を求めて、計算式に当てはめるようにします。「生食500mLを2時間で投与」と指示された場合は、「500（mL）÷ 2（時間）＝ 250（mL／時）」となり、ここから1分間の滴下数を求めると、「250 ÷ 60（分）× 20（1mLの滴下数）＝約83滴」となります。

64

早見表を使うと便利

　輸液速度（1分間の滴下数）の計算方法は覚えておかなければいけませんが、現場ではその都度計算するのは大変です。そんなときに便利なのが**「1分間の輸液滴数早見表」**です。

　早見表（1mL/20滴用）を使って、大人用普通輸液セットの場合の前ページの指示を調べてみましょう。小児用輸液セットの場合は、計算式が÷60×60なので相殺され、1分間の滴下数＝点滴速度（mL/時）となります。

大人用普通輸液セットの1分間の輸液滴数　　（1mL/20滴の場合）

時間＼輸液量	50mL	100mL	200mL	300mL	500mL
30分	33	67	133	200	333
1時間	17	33	67	100	167
2時間	8	17	33	50	83
3時間	6	11	22	33	56
4時間	4	8	17	25	42
5時間	3	7	13	20	33
6時間	3	6	11	17	28
7時間	2	5	10	14	24
8時間	2	4	8	13	21
9時間	2	4	7	11	19
10時間	2	3	7	10	17

▼生食500mLを200mL/時で投与する場合（速度指定）

横欄の「輸液量」200mLと縦欄の「時間」1時間の交点は67です。
つまり、1分間の滴下数は67滴とわかります。

▼生食500mLを2時間で投与する場合（時間指定）

横欄の「輸液量」500mLと縦欄の「時間」2時間の交点は83です。
つまり、1分間の滴下数は83滴とわかります。

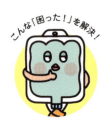

輸液中、患者さんに不調を訴えられた

患者さんが不調だとわかったら、あわてずに状態の把握を。
確認するポイントは、バイタルサインの測定によってチェックできます。

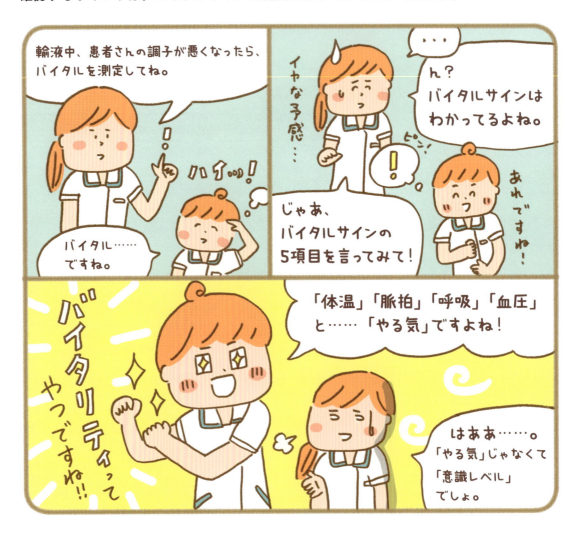

　輸液を投与中、患者さんから刺入部の痛みや不快感などを訴えられたときには、血管外漏出や静脈炎を起こしていないか確認する必要があります。発赤、腫れなどが出ていないか、電気が走るようなしびれはないかをチェックしましょう。

　異変があった場合や痛みがひどい場合には、すぐに輸液を止め、先輩看護師や医師に報告します。

　そのほか、かゆみや呼吸困難、悪心といった体調不良がある場合は、薬によるアレルギー反応の可能性を疑います。すぐに輸液を止め、バイタルサインを測定し、指示を仰ぎましょう。

患者さんの状態を知るためのバイタルサイン

バイタルサインとは「生命徴候」の意味で、「①体温」「②脈拍」「③呼吸」「④血圧」「⑤意識レベル」の5項目があります。

① 体温

基準値／36〜37℃
- 脇の下のくぼみのもっとも深い部分に体温計を入れて計測します。
- 脇の下が湿っている場合は、軽くふいてから計測します。

② 脈拍

基準値／心拍数60〜85回/分
- 手首の橈骨に示指(人さし指)・中指・薬指の3本を軽く当て、計測します。
- 100回/分以上と極端に多い場合(頻脈)、50回/分以下と極端に少ない場合(徐脈)は要注意。

③ 呼吸

基準値／呼吸数12〜15回/分
- 胸郭(胸)が上がったり下がったりするのを数えて計測します。
- 呼吸数だけでなく、聴診器で呼吸音の確認も行いましょう。

④ 血圧

基準値／収縮期血圧 120-129mmHg　拡張期血圧 80-84mmHg
- 点滴をしている反対側の腕で測定します。
- 透析用のシャントがある側、乳がんでリンパ節切除を行った側の腕では、血圧測定を行ってはいけません。

⑤ 意識レベル

意識レベルを簡易的に調べる場合は、「声をかける」「刺激をする」「痛み刺激を与える」などにより、反応を確認する方法があります。そのとき主に使われるのが、**JCS(ジャパン・コーマ・スケール)** と **GCS(グラスゴー・コーマ・スケール)** です(→P.68)。

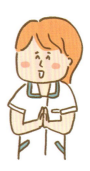

基準値はすべて成人の場合です。また、基準値はあくまでも目安で、人によって多少誤差があります。

5つの項目の正しい測定方法を見直しておきましょう。
意識レベルの評価法については、次のページで説明します。

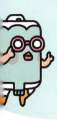

意識レベルの評価方法

JCS（Japan Coma Scale／ジャパン・コーマ・スケール）とは？

　短時間で簡単に意識レベルの評価を行うことができ、救急外来や集中治療室、救急の現場などで広く使用されています。

　患者さんの意識状態を「Ⅰ 刺激しないで覚醒（開眼）している」「Ⅱ 刺激すると覚醒（開眼）する」「Ⅲ 刺激しても覚醒（開眼）しない」に分け、それぞれの状態を、さらに3段階に分類します。また、不穏状態があれば「R」、尿や便の失禁があれば「I」、自発性喪失（自発的に動いたり、言葉を発したりしない）の場合は「A」と表記します。

Ⅰ：刺激しないで覚醒（開眼）している

何となくはっきりしない	1
見当識障害あり（場所や日時がわからない）	2
名前、生年月日が言えない	3

Ⅱ：刺激すると覚醒（開眼）する

呼びかけで容易に開眼する	10
大きな声、または、体をゆさぶることで開眼	20
痛み刺激でかろうじて開眼する	30

Ⅲ：刺激しても覚醒（開眼）しない

痛み刺激に対して、払いのける動作をする	100
痛み刺激に対して、手足が少し動く、顔をしかめる	200
痛み刺激に対して、まったく動きなし	300

R：不穏、I：糞尿失禁、A：自発性喪失（20R、30I、などと表記する）

 刺激しないで覚醒している→見当識障害あり→不穏状態の場合
　　……**2R**と表記する

GCS（Glasgow Coma Scale／グラスゴー・コーマ・スケール）とは？

　世界的に通用する意識レベル評価法です。患者さんの意識レベルを観察する項目を「開眼」「言語反応」「運動反応」に分けます。さらに、それぞれ4～6段階で評価して点数をつけ、その合計点で判定します。点数が低いほど、重症度・緊急度が高いということになります。

E：eye opening（開眼）

自発的に開眼	4
呼びかけで開眼	3
痛み刺激で開眼	2
開眼なし	1

V：verbal response（言語反応）

見当識正常の会話	5
会話に混乱がある	4
単語のみ	3
意味不明の音声のみ	2
発語なし	1

M：best motor response（運動反応）

命令に従う	6
疼痛部を認識する	5
逃避反応	4
四肢の異常屈曲反応	3
四肢の異常伸展反応	2
動きなし	1

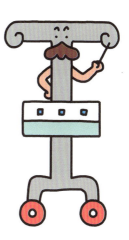

各項目の点数を合計する（最低3点、満点15点）

 JCSとGCSの使い分け

　JCSとGCSをどのように使い分けるか、きちんと理解していますか？　JCSとGCSを比較すると、JCSの方が簡便に評価ができます。ただし、意識レベルの判定では、評価する人によってばらつきが出やすいと指摘されています。一方、GCSでは評価のばらつきは少ないのですが、評価の仕方が複雑で時間がかかります。
　ですから、救急など緊急の場合はJCSを、時間に余裕のある場合はGCSを使うことが多くなります。

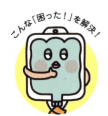

こんな「困った！」を解決！

ちゃんと速度調整したのに、大量に入ってしまった！

患者さんの動きや器具の接続具合によって起こることのある事例です。
早い段階で気づくためのチェックポイントをおさえておきましょう。

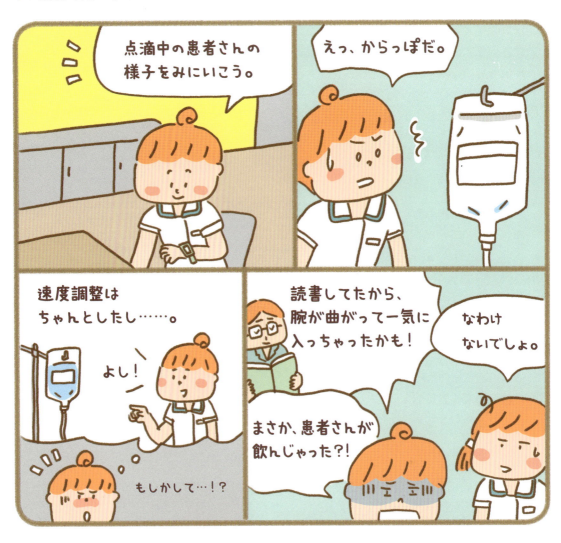

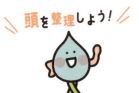

頭を整理しよう！

なぜ、こんなことになるの？

事前説明は十分だった？

器具の確認はした？

刺入側の腕の曲げ伸ばしや、立ったり座ったりが原因に

　速度調整をしたはずなのに、一気に大量の輸液が投与されてしまった場合、その原因はいくつか考えられます。例えば、腕を曲げた状態で速度調整した場合、患者さんが腕を伸ばした途端に一気に輸液が入ってしまうことがあります。また、腕を伸ばした状態で速度調整をした場合、点滴中に患者さんが刺入側の手首や腕を曲げてしまうと、輸液速度が遅くなることがあります。さらに、患者さんが立ったり座ったりして、輸液バッグの高さが変わると、輸液速度が速くなることもあります。

　こういったミスを防ぐためには、患者さんへの事前の説明が必須ですし（→ P.61）、同時に、こまめに患者さんの様子を確認することも大切です。

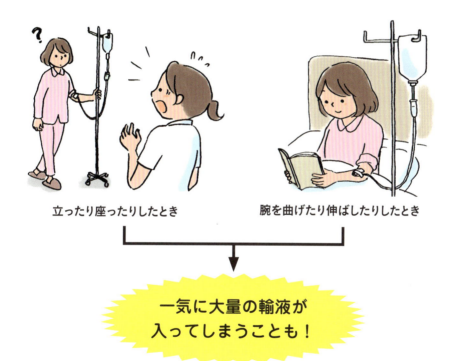

立ったり座ったりしたとき　　　　腕を曲げたり伸ばしたりしたとき

一気に大量の輸液が入ってしまうことも！

血液の逆流にも注意！

　血液が逆流してしまう原因で多いのは、針と点滴の間の器具の接続がゆるんだり、はずれてしまったりすることです。逆流が起こった場合、一時的なら問題ありませんが、長く続くと血液が凝固してラインが詰まってしまうことがあります。また、痛みや出血、感染の原因にもなります。定期的に接続部分をチェックするとともに、シーツ、寝衣などがぬれていないかも確認しましょう。

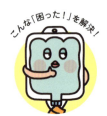

こんな「困った!」を解決!

利尿剤を投与した後、患者さんの様子をみるのを忘れた……

利尿剤は急激な脱水を起こすことがあるため、しっかり観察を。
観察ポイントを頭に入れましょう。

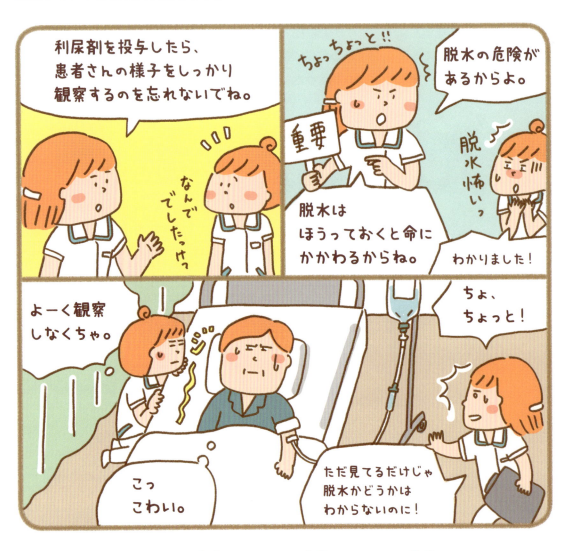

頭を整理しよう!

- 利尿剤で脱水?
- 血圧が低下する?
- 脱水の判断基準は?

脱水かどうかの判断の仕方は？

　利尿剤を投与したとき、想定以上に尿が多く出て、急速な脱水が起こることがあります。脱水になると、血液などの体液の量が減って血圧が下がり、酸素や栄養素が全身に行きわたらなくなります。そのため症状が進行すると、臓器や筋肉がダメージを受けたり、意識障害が起こったりします。最悪の場合、命にかかわることもあるので、注意しましょう。

　輸液中に利尿剤を投与したとき、脱水を予防・早期発見するためには、投与の前後でバイタルサインを測定し、30分ほど後に再度バイタルサインを確認しましょう。水分出納のチェック（→P.74）や身体症状のチェック（→P.76）を行い、総合的に判断する必要があります。

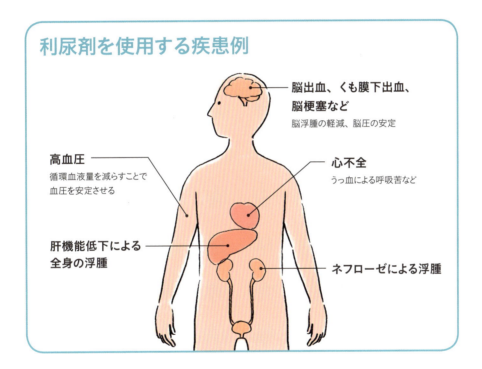

利尿剤を使用する疾患例

- 脳出血、くも膜下出血、脳梗塞など — 脳浮腫の軽減、脳圧の安定
- 高血圧 — 循環血液量を減らすことで血圧を安定させる
- 心不全 — うっ血による呼吸苦など
- 肝機能低下による全身の浮腫
- ネフローゼによる浮腫

脱水になっていないか観察

- 「ぼーっとしている」「脈が速い」「ショック状態で、手足が冷たい」といった脱水の所見がないか観察。患者さんにも、「多量の尿が出ると、血圧が下がることがあるので、ふらふらする、ぼーっとするなど、いつもと違う症状があったらナースコールを押すように」伝えておきましょう。
- 脱水が疑われる場合は、水分出納や体の症状をくわしくチェック（→P.74・76）。

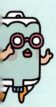

脱水を防ぐ「全身観察」のポイント①
水分出納のチェック

　輸液管理では、補給している量が適切で、体液量が一定に保たれているかを把握することが大切。その方法が「水分出納アセスメント」です。患者さんの水分の IN と OUT をデータで観察し、体内に水分量が適切に保たれているかを評価する（p.37参照）方法です。定期的な時間で観察して、異変がないかをチェックします。

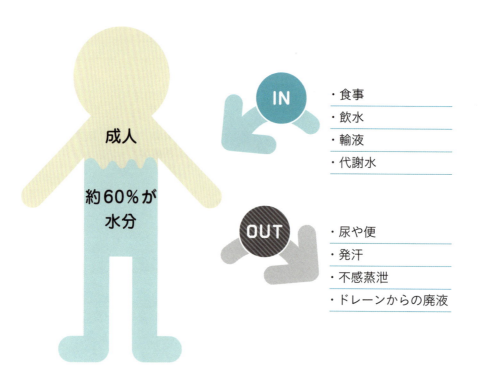

成人　約60%が水分

IN
・食事
・飲水
・輸液
・代謝水

OUT
・尿や便
・発汗
・不感蒸泄
・ドレーンからの廃液

① 1日の IN と OUT を把握する

1日の必要水分量 ＝
（必要水分量［維持輸液量］＋経口摂取量＋代謝水）ー（尿＋便＋不感蒸泄）

　IN と OUT の評価は、体内に入る量と体外に排出される量とのバランスをみることが目的です。記録にはバランスシートを使い、食事や輸液などは IN の項目、尿や便、発汗、不感蒸泄などは OUT の項目に記入します。そのうえで1日の必要水分量を計算し、マイナスの場合は脱水のリスクがあると判断できます。

74

② 体重

　成人の体重の約60％は水分であることから、体液水分量の変化は体重に顕著に反映されます。そのため、脱水かどうか、反対に過剰輸液かどうかを判断する重要な材料になります。
・体重減少→脱水の可能性あり
・体重増加→過剰輸液の可能性あり

③ 尿の量・色

　尿の量と血管内の水分量は比例するため、尿量は体液量の指標になります。また、尿量が多くなれば尿の色は薄くなり、尿量が減ればその色は濃くなる傾向があります。
・血管内の水分量が多い→尿量が多い
・血管内の水分量が少ない→尿量が少ない

④ 尿比重

　尿の検査項目の1つで、尿に含まれるナトリウムや尿素、糖、タンパク質などの溶質成分の量を示します。
・基準値／1.002〜1.030
・1.020以上で脱水を疑う

⑤ BUN/Cr 比

　BUN（尿素窒素）/Cr（クレアチニン）比は、血液検査でわかる項目の1つです。循環血漿量が減少すると、血中のBUNの値が上昇し、BUN/Cr比の数値が大きくなります。
・基準値は10程度
・BUN／Cr 25以上で脱水を疑う

⑥ FENa

　FENaは尿中ナトリウム排泄分画比ともいいます。腎臓でろ過されたナトリウム（Na）のうち、排泄されたNaの割合（％）のことです。数値が小さいと、腎臓でのNaの再吸収が盛んで、脱水が進んでいると考えられます。
・基準値／1〜2％
・1％より低い場合、脱水を疑う

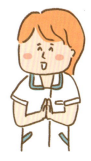

水分出納のチェックをすることで、脱水だけでなく、体液が増えすぎていないか（過剰輸液になっていないか）を判断することができます。

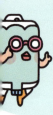

脱水を防ぐ「全身観察」のポイント②
身体症状のチェック

脱水を起こした場合、外からみてわかる身体的な変化がいくつかあります。
データと併せてチェックすることで、より正しく迅速な判断ができるようになるので、覚えておきましょう。

① バイタルサイン

バイタルサインは vital ＝生きている、sign ＝徴候の意味で、生存するために必要な基本的生理機能を保持しているかを示す徴候として使います。徴候としては頻脈になる、血圧が下がる、呼吸が速くなる、意識レベルの変化などがあります。右記はバイタルサインの正常値の目安です（→ P.67）。

バイタルサインの正常値

心拍数（脈拍数）	60 ～ 85 回／分
呼吸数	12 ～ 15 回／分
体温	36 ～ 37℃
血圧	120-129/80-84mmHg 未満

② ツルゴール

肌の張り（ツルゴール）を調べる方法です。胸元や大腿部の皮膚を指でつまみ上げてから離します。脱水の場合はツルゴールが低下するため、皮膚が元に戻りにくくなります。指を離しても、つまみ上げた部分がテントのように三角形になったままです。

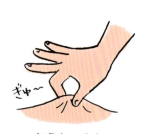
皮膚をつまむ

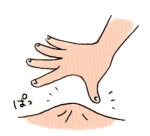
指を離す

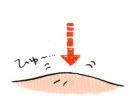
皮膚がすぐ戻れば
ツルゴールの低下なし

③ CRT（毛細血管再充満時間）

患者さんの爪を圧迫して、爪の色が戻る時間で脱水を評価する方法です。まず、患者さんの手を心臓の高さにし、人さし指の爪を強く5秒ほど押します。次に、圧迫をやめ、患者さんの爪の色が正常に戻るまでの時間を計ります。通常は男性が2秒、女性が3秒、高齢者は4秒が目安です。それ以上時間がかかる場合は、脱水を疑います。

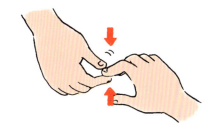

爪を強く圧迫し、5秒後に圧迫を解除する
白くなった爪の色が元に戻るまでの時間を計測

④ 舌の状態

脱水によって水分が不足すると、舌に縦じわが出てきます。個人差はありますが、舌の容積が少し減って、しぼんだようにみえることもあります。

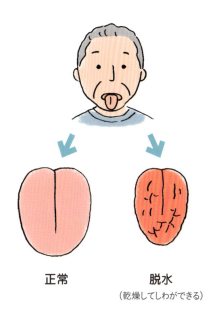

正常　　　　脱水
（乾燥してしわができる）

レッグレージングテスト

患者さんをあおむけに寝かせ、両足を心臓よりも高い位置まで持ち上げて血圧を測る方法です。足を上げると血圧が上昇する場合は、全体の血液量（水分量）が不足しているため、足の血液が心臓に戻ったことを意味します。

現場でよく用いる、血圧による脱水の確認法です。水分出納アセスメント、身体的観察と併せて判断材料にしましょう。

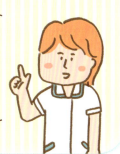

第2章　失敗を防ぐ　輸液の手順をマスター！

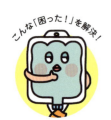

輸液ポンプの使い方がわからない……

輸液ポンプは、頻繁に使用される医療機器の1つです。
その操作方法や注意点を見直し、正しく使用できるようにしましょう。

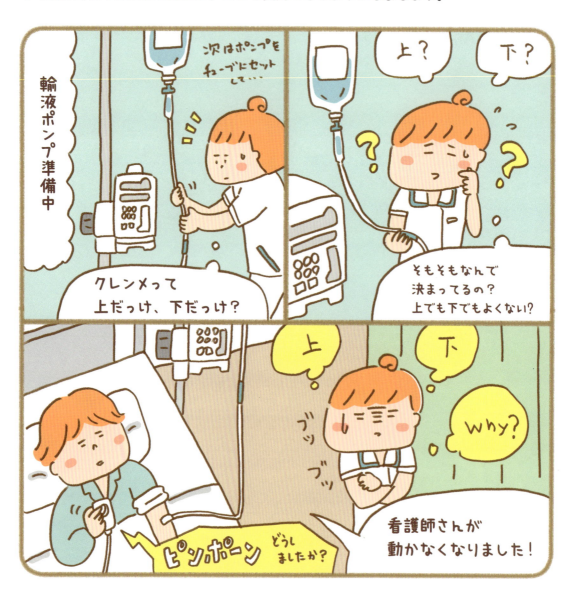

頭を整理しよう！

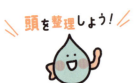

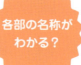

輸液ポンプとは？

クレンメを使った点滴の速度調整（→ P.62）では、どうしても誤差が生じます。そこでより正確に、一定の速度・一定の量で輸液を投与する必要がある場合には、輸液ポンプやシリンジポンプという医療機器を使います。

まずは輸液ポンプについて使い方を説明します。

輸液ポンプの各部の名称

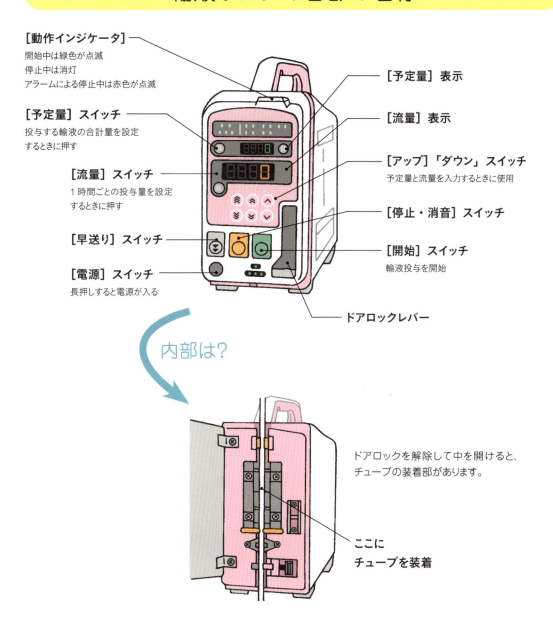

[動作インジケータ]
開始中は緑色が点滅
停止中は消灯
アラームによる停止中は赤色が点滅

[予定量] スイッチ
投与する輸液の合計量を設定するときに押す

[流量] スイッチ
1時間ごとの投与量を設定するときに押す

[早送り] スイッチ

[電源] スイッチ
長押しすると電源が入る

[予定量] 表示

[流量] 表示

[アップ]「ダウン」スイッチ
予定量と流量を入力するときに使用

[停止・消音] スイッチ

[開始] スイッチ
輸液投与を開始

ドアロックレバー

内部は？

ドアロックを解除して中を開けると、チューブの装着部があります。

ここにチューブを装着

※製品によってスイッチの位置などが違います。必ず製品の説明書を読んで、それに従って使用してください。

第2章 失敗を防ぐ 輸液の手順をマスター！

79

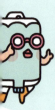
輸液ポンプの使い方を覚えよう！

❶ 輸液ポンプを点滴スタンドにセットする

　輸液ポンプを点滴スタンドに固定するときは、スタンドの真ん中より下部で、支柱の脚の上にくるよう設置すると安定します。

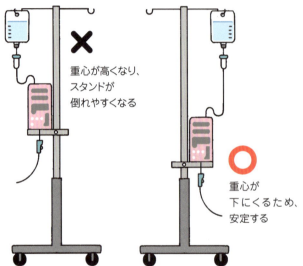
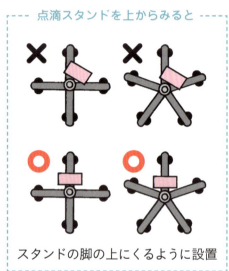

❷ 輸液ポンプの電源を入れる

　輸液ポンプがきちんと作動するか確認し、コードの接続部にゆるみはないか、バッテリーの残量は十分かもチェックします。輸液中に電源が切れると、必要な輸液が投与できなくなり、患者さんの健康や生命にかかわるので注意が必要です。

❸ ラインを確保する

輸液を行う前には、患者さんに対して、本人確認や、投与する輸液製剤の説明を行うことも忘れずに！

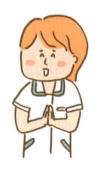

❹ 輸液ポンプにチューブをセットする

　輸液ポンプのドアを開けて、内部の溝にチューブをはめ込みます。チューブがたるまないようにまっすぐセットしましょう。チューブが曲がっていると、設定どおりに薬剤が流れません。

　また、クレンメは輸液ポンプの下にくるようにします。輸液ポンプの上にあると、クレンメを閉じてあっても閉塞アラームが鳴らないことがあり、危険です。

　ドアロックレバーにより、ドアを閉めます。

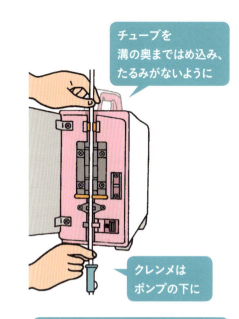

チューブを溝の奥まではめ込み、たるみがないように

クレンメはポンプの下に

❺ 予定量と流量を設定する

　予定量のスイッチを押して、アップ・ダウンボタンで予定量を設定します。次に、流量スイッチを押し、同じように流量を設定します。数値の小数点の位置や単位を間違えないようにしましょう。

予定量と流量を逆にセットしてしまうミスも多いので注意！　設定後、数値が間違っていないかの確認を

❻ 開始スイッチを押す

　クレンメを全開にしてから、開始スイッチを押し、輸液をスタートさせます。その後、再度、予定量や流量に間違いはないかをチェックし、正常に動いていることを確認します。

 側管から投与する場合は？

　メインの輸液ラインの側管から輸液ポンプを使って薬剤を投与する場合も、❶から❺までの手順は同じです。その後、次の手順を行います。

❻チューブが薬剤（薬液）で満たされているか確認

　チューブの先まで薬液が満たされていない場合は、クレンメを開放して「早送り」スイッチを押し、薬液をチューブに送ります。

❼側管に接続して、開始スイッチを押す

　チューブを側管に接続します。三方活栓を使っている場合は、ハンドルを回して開放し（→P.86）、開始スイッチを押します。予定量や流量の再確認なども忘れずに。

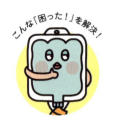

シリンジポンプと輸液ポンプの違いがわからない……

輸液に使用する医療機器にはシリンジポンプもあります。
輸液ポンプとの違いや使用方法について押さえておきましょう。

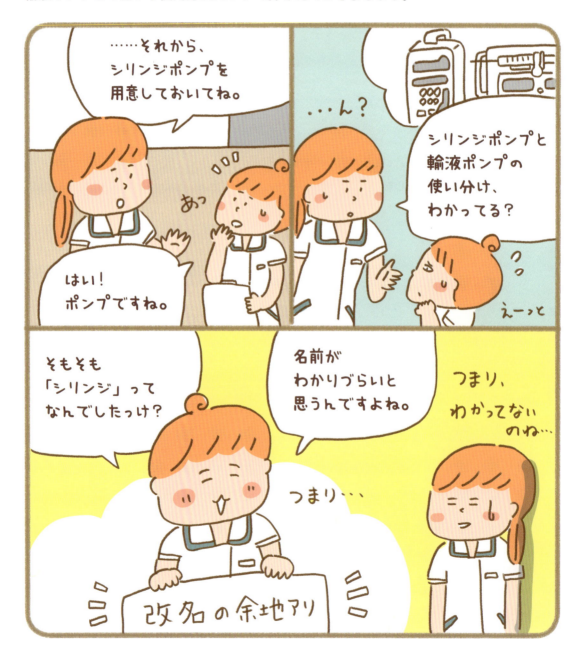

シリンジポンプとは？

シリンジポンプは、輸液ポンプに対し、微量の輸液をより正確に投与する必要がある場合に使います。少量でも体に大きな影響を与える薬剤を扱うため、操作方法を誤ると、患者さんに大きな影響を及ぼします。シリンジポンプの正しい扱い方を学びましょう。

シリンジポンプで輸液を行う場合は、ほかの薬剤投与のためのメインのラインを確保して、側管から投与することが多いです。ごく少量の薬剤を投与したとき、単独のラインを使用すると針先に血液が固まり、投与できなくなります。

シリンジポンプの各部の名称

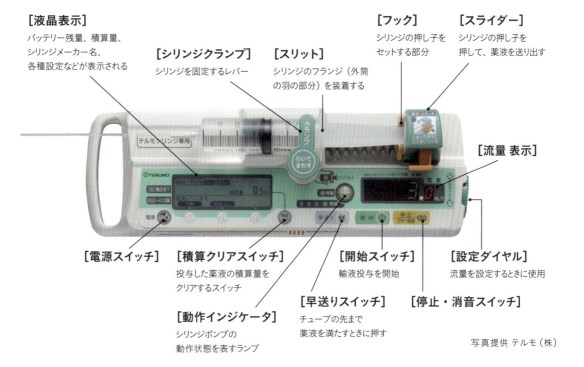

写真提供 テルモ（株）

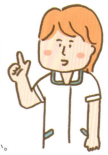

「シリンジ」とは注射器の筒のことです。シリンジポンプは、輸液の入った注射筒をセットして使用します。

※製品によってスイッチの位置などが違います。必ず製品の説明書を読んで、それに従って使用してください。

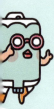

シリンジポンプの使い方を覚えよう！

❶ シリンジポンプを点滴スタンドにセットする

シリンジポンプを点滴スタンドにセットするときは、患者さんと同じくらいの高さ（心臓と同じ高さ）にします。シリンジポンプが正しくセットされていないと、薬剤が一気に流れ込んでしまうようなことが起きるリスクがあるので、注意しましょう。

また、ぐらつきや転倒を防ぐため、輸液ポンプと同じように、点滴スタンドの脚の上にくるように設置することも重要です（→ P.80）。

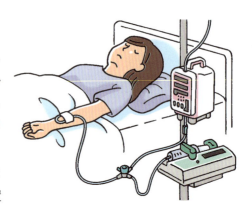

❷ シリンジポンプの電源を入れる

電源を入れて、正常に動作することを確認します。コードがはずれていないか、バッテリーが十分かもチェックしましょう。

❸ シリンジをセットする

クランプを上に持ち上げて90度に倒してから、シリンジをセットします。シリンジのフランジをスリットに挿入し、シリンジの押し子をフックに装着して、クランプを元に戻して固定します。きちんと固定されているか確認します。

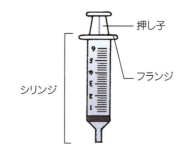

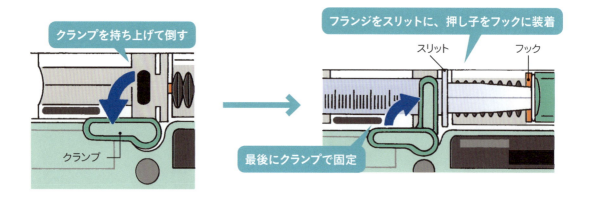

❹ 流量を設定する

設定ダイヤルを回して、流量を設定します。オーダーの数値の小数点の位置や単位は間違えやすいので、十分に注意しましょう。

❺ チューブの先まで薬液を満たす

シリンジの先に接続したチューブの先まで薬液で満たし、気泡を取り除きます。早送りスイッチを押しながら、チューブを薬液で満たしましょう。

❻ 積算量※をリセットする

手順❺で薬液を送り出すと、その分、積算量が上がるので、積算クリアスイッチを長押しして、積算量を0に戻します。

❼ 三方活栓のエアーを抜く

メインのラインにつながっている三方活栓（→P.86）のハンドルを図のように回して、三方活栓内をメインの薬液で満たし、エアーを抜きます。

❽ 三方活栓とチューブを接続して、開始スイッチを押す

シリンジポンプからのチューブを三方活栓に接続し、図のようにハンドルを回して、シリンジからの薬液が流れるようにします。開始スイッチを押して、投与を開始します。

三方活栓の仕組みについては、次のページでくわしく説明します。

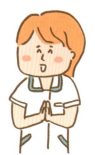

入力間違いに注意

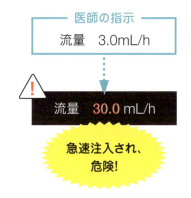

※積算量……輸液開始から現在時刻までの輸液の累積量のこと。1時間100mLの速度で3時間たっていたら、300mLとなる。

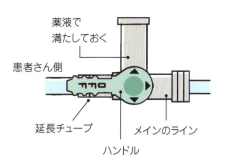

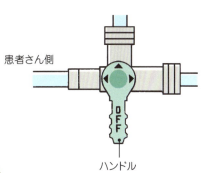

覚えておこう!
三方活栓の基本

▼ 三方活栓の形は2種類

三方活栓とは、輸液のチューブに取りつけて、複数の薬剤の投与を行うときに使う器具です。ハンドルを回して、流れの向きを調節します。

そのハンドルの形には主に2つの種類があります。いずれも、←や▲の印がついていない部分（形状が違う部分）のある位置は閉鎖されると覚えておきましょう。

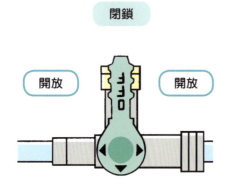

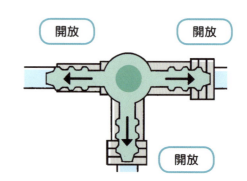

▼ ハンドルの向きと流れ方

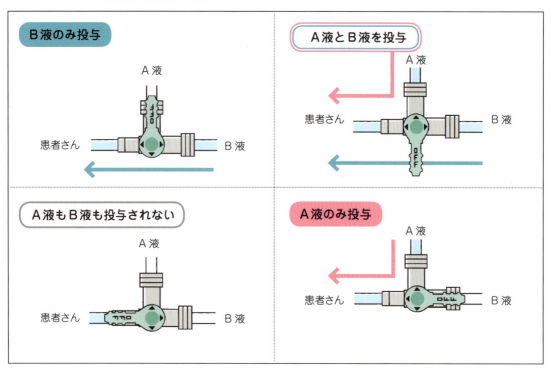

第3章

他人事ではない！
過去の事例から学ぶ安全対策

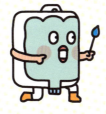

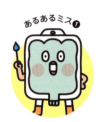

薬剤名を聞き間違えた……！

あるあるミス❶

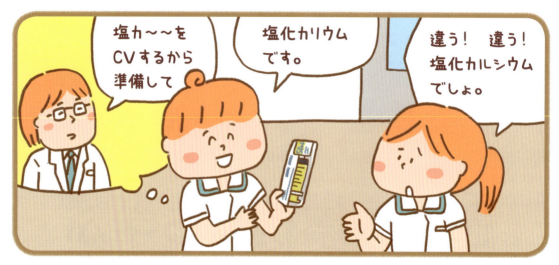

口頭で指示されたら、復唱や確認を

　薬剤の中には、名称がとても似ているものがあり、誤投薬などの事故が後を絶ちません。慣れによる油断や思い込みをして作業するのは、絶対にやめましょう。薬剤のオーダーは時に口頭で、しかも薬剤名を略して指示されることもあります。その際、気をつけなければならないのが「聞き間違い」や「思い込み」によるミスです。特に、「塩化カルシウム」「塩化カリウム」などの似た名前や、「塩カリ」などと省略することの多い名前の薬剤は、間違えやすいので要注意です。

　また、投与量の単位も間違えると大きな事故につながります。「○○剤を5ミリ、IVして」などと言われたとき、「ミリ」が表す単位は、「ミリグラム」かもしれませんし、「ミリリットル」かもしれません。これを勝手な思い込みで自己判断してしまうと、たいへん危険です。

聞き間違いをなくすには

8Rのダブルチェックも忘れずに！

❶ あいまいな場合は聞き直す
❷ 指示されたことを復唱する
❸ 略称で指示されたら、正式名称で言い直す

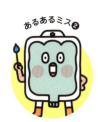

中心静脈ラインと末梢静脈ラインを**間違え**てしまった！

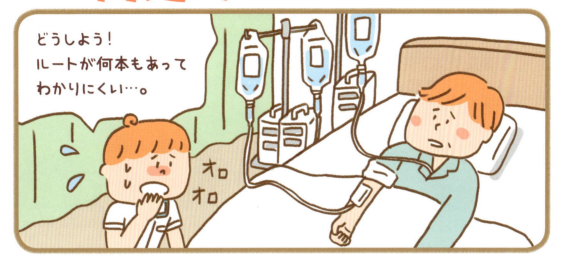

複数のラインがついている場合は要注意！

　中心静脈ラインと末梢静脈ラインは、投与する薬剤の種類や投与期間によって使い分けが必要です（→P.53）。輸液をどのラインで行うかは医師から指示があるので、必ず指示書を確認することが大前提です。これは事故防止のための8R（→P.55）の「正しい経路（Right Route）」に当たります。

　8Rの実施とともに、高カロリー輸液や抗がん剤は中心静脈ラインを使うといった、薬剤の知識をもつことも重要です。万が一指示書に誤りがあっても、ミスを予防することができます。

　また、医療現場では患者さんは複数のラインをつけていることがよくあります。それぞれどちらのラインなのかわかりにくく、選び間違えるケースもあります。必ずルートを1本ずつたぐっていき、投与場所が末梢静脈か中心静脈かを確認し、ラインを選択することが必要です。

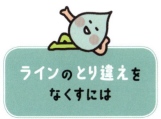

ラインのとり違えをなくすには

① 8Rの「正しい経路」確認を行う
② 薬剤の知識をもつ
③ 複数のラインがある場合は、投与場所を確認する

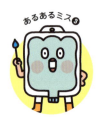

ハイリスク薬の誤投薬で重大な影響が……

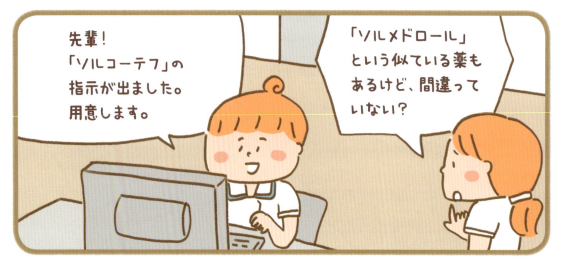

ハイリスク薬の事故防止のためにやるべきことは？

　ハイリスク薬とは、安全管理を怠ると副作用や事故などの被害が出る可能性のある薬剤です。ハイリスク薬の選定は医療施設によって異なりますが、診療報酬で定められているハイリスク薬（特に安全管理が必要な医薬品）には、次の12種類の薬剤群があります。

■ハイリスク薬（診療報酬における「特に安全管理が必要な医薬品」）

① 抗悪性腫瘍剤　② 免疫抑制剤　③ 不整脈用剤
④ 抗てんかん剤　⑤ 血液凝固阻止剤　⑥ ジギタリス製剤
⑦ テオフィリン製剤　⑧ カリウム製剤（注射薬に限る）
⑨ 精神神経用剤　⑩ 糖尿病用剤　⑪ 膵臓ホルモン剤
⑫ 抗HIV薬

▼ 気をつけたい薬品

[外観類似（見た目が似ている）]

ノルアドレナリン	と	ボスミン
フェノバール	と	レペタン
イノバン	と	ドブポン

[名称類似（聞こえ方が似ている）]

イソゾール	と	イトリゾール
ソルコーテフ	と	ソル・メドロール
献血ベノグロブリン	と	献血グロベニン

　ハイリスク薬について正しい知識をもち、薬剤を投与する前の 8R の徹底（→ P.55）や、投与後の患者さんの観察などをしっかり行って、事故防止に努めましょう。

高濃度電解質製剤もハイリスク！

　医療現場では、カリウム製剤、10％塩化ナトリウム製剤といった高濃度電解質製剤を使用することがよくあります。カリウム製剤の誤投薬や急速投与などの危険性についてはよく取り上げられますが、危険度が高いわりに見逃されがちなのが 10％塩化ナトリウム製剤です。10％塩化ナトリウム製剤は、ワンショットすると脳に障害が起こるなど重度の危険があるので、扱う際は確認を怠ってはいけません。P.92・94 のケーススタディーでくわしく説明します。

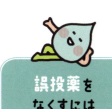

誤投薬をなくすには

1. 8R をダブルチェックする
2. 処方に疑問があれば、すぐに医師や薬剤師に確認する
3. 投与後は、定期的にバイタルを確認する
4. 投与後に、患者さんの様子（呼吸の異常、麻痺、痛みや熱感、皮膚の変化、腫れなどがないか）を注意深く観察する

第3章　他人事ではない！　過去の事例から学ぶ安全対策

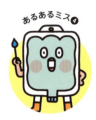

塩化カリウムを**ワンショット**して不整脈、心停止に

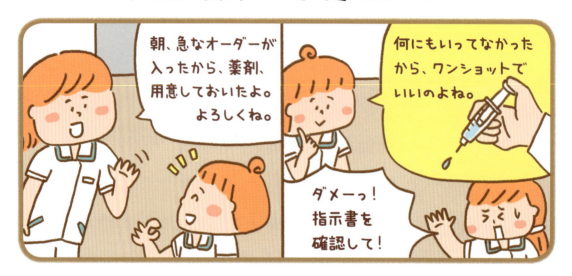

カリウム製剤は点滴として投与すること

　低カリウム血症などを起こした場合のカリウムの補給には、塩化カリウム、アスパラギン酸カリウム、リン酸2カリウムなどのカリウム製剤が広く用いられます。その際は、点滴静脈注射として使用します。カリウム製剤をワンショット静注（静脈注射）すると不整脈や心停止を起こすことがあり、たいへん危険です。厚生労働省の報告では、薬剤の溶解液（5％ブドウ糖20mL）と勘違いして、側管から塩化カリウムをワンショット静注した事例などが報告されています。

　カリウム製剤は黄色い溶液や黄色のパッケージが多いですが、すべてではないので、思い込みから取り違えることのないようにしましょう。

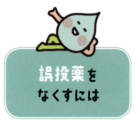

誤投薬をなくすには

① ほかの医薬品と区別して保管、管理する
② 薬剤のラベルをしっかり確認する
③ 薬剤を投与する前にダブルチェックする

> カリウム製剤の誤投与を防ぐ製品の活用

ワンショット静注防止対策キット

　カリウム製剤を誤って急速静注する誤投与は、命にかかわる重大事故ですが、2009年～2014年の期間に7件報告されています。さらにその背景には、もっと多くのヒヤリ・ハット事例が隠れているはずです。

　なくならない誤投与を防ぐため、使用が推奨されているのが、「プレフィルド・シリンジ型」のカリウム製剤です。ワンショットができない形状になっているため、人為的なミスによる事故を少なくすることができます。

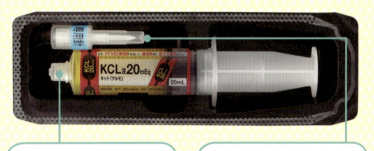

先端部がネジになっていて、専用の針しか接続できないため、三方活栓や、ほかの注射針には接続できない

専用の針がついていて、輸液パック以外の機器や血管に投与できない

写真提供　テルモ（株）

第3章　他人事ではない！　過去の事例から学ぶ安全対策

ワンショット静注は禁忌です！

カリウム製剤は、
ワンショット静注しないということを
よく覚えておきましょう。

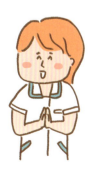

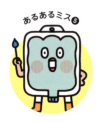

低ナトリウム血症を急速に補正したら脳に障害が……

あるあるミス⑤

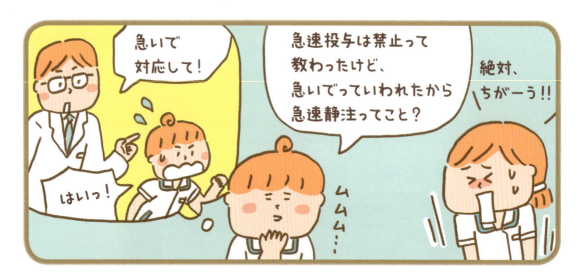

低ナトリウム血症には、迅速な対応が必要だが、急速投与は絶対NG

　低ナトリウム血症は、血液中のナトリウム濃度が135mEq／L未満に低下した状態です。原因としては、水分の大量摂取、腎不全、心不全、肝硬変、利尿薬の影響などがあります。

　低ナトリウム血症は、放置するとけいれんや意識障害などがみられ、重症化するので、緊急対応が必要です。上のイラストで医師が言った「急いで対応して！」は「緊急対応をして！」という意味であり、輸液の急速投与を指示したものではありません。

　新人看護師は「急速投与は禁止と教わったけど……」と言っています。これは正解ですが、低ナトリウム血症の患者さんに、ナトリウム濃度補正のために塩化ナトリウム製剤を急速投与することは絶対NGです。

　次に、その理由を説明します。

低ナトリウム血症の補正は、1日以上かけてゆっくりと

　低ナトリウム血症を起こした場合、輸液で血中のナトリウム濃度を補正する必要があります。ここで重要なのが、輸液の速度。通常、1日半ほどかけてゆっくり投与します。

　症状の重さにかかわらず、急速に補正するのは危険です。輸液の急速投与による補正で、細胞の内側と外側に浸透圧の差ができて、細胞に強いダメージが生じます。すると、合併症として、浸透圧性脱髄症候群という脳の神経障害を起こす可能性があります。

第3章　他人事ではない！過去の事例から学ぶ安全対策

カリウム製剤、ナトリウム製剤といった高濃度電解質製剤の使用では、「ワンショットは厳禁」と覚えましょう！

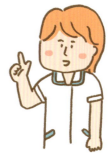

低ナトリウム血症って……？

血液中のナトリウム濃度が135mEq／L未満になった状態で、次のような症状がみられます。

- 吐き気・嘔吐
- 疲労感
- 倦怠感
- 頭痛
- けいれん
- 意識障害
- 精神症状

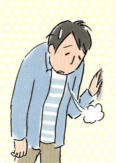 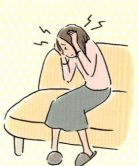

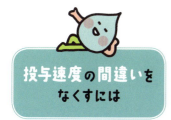

投与速度の間違いをなくすには

① 低ナトリウム血症は塩化ナトリウム製剤で補正する
② 輸液ポンプかシリンジポンプで、投与速度の調整を行う

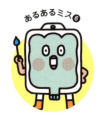

カテコラミンを急速投与して、血圧が急上昇……

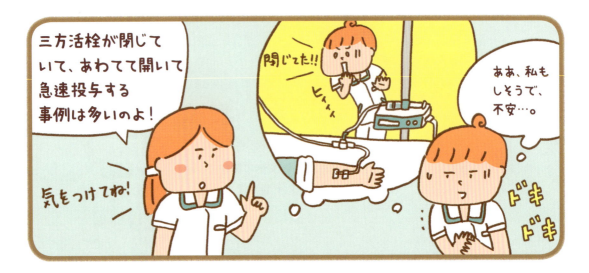

三方活栓が閉じているのを発見したときは要注意

　昇圧剤として使われるカテコラミン製剤を扱う先輩看護師が、緊張感をもって注意を払っているように感じたことはありませんか。

　カテコラミンは急速投与すると、不整脈や血圧の急激な上昇を引き起こします。そのため、静脈投与では輸液ポンプやシリンジポンプを使って、投与時間をコントロールする必要があります。

　事例としては、輸液ポンプと三方活栓を使って投与する際に三方活栓の栓が閉じていたことに気づき、あわてて栓を開放してしまって急速投与されたケースがあります。急に栓を開放してしまうと、かかっていた圧の勢いで、一度に急速にカテコラミンが投与されてしまうのです。これは急速投与事例の中で、たいへん多いケースです。医療現場では、輸液が急速に流入することを「フラッシュ」とよぶことがあります。急速投与したときなどに、「フラッシュした」と表現することも多いので覚えておきましょう。

三方活栓が閉じていたときの対処法

① 三方活栓の手前側をはずして、圧を抜く。
② 圧を抜いてから、三方活栓にルートを接続する。
③ 三方活栓を開放して、もう一度三方活栓の向きが正しいかを確認する。

この手順でフラッシュを防ぎましょう。

■三方活栓使用時は、コック／バーの位置を確認

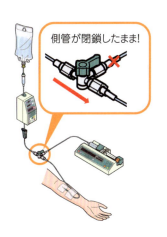
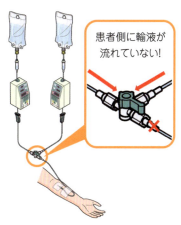

資料提供　(独)医薬品医療機器総合機構

医療現場では、三方活栓が閉じていても急に開いてはいけないと指導していますが、同様のインシデントが後を絶ちません。とっさの場合でも的確に行動するには、知識とともに冷静さが必要です。

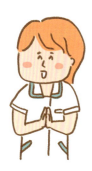

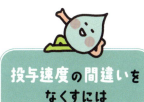
投与速度の間違いをなくすには

① 三方活栓の向きが正しいか、必ず確認する
② 三方活栓の向きが間違っているときは、急に開放せず、一回その手前をはずして減圧する
③ 再開するときは、もう一度三方活栓の位置を確認する

第3章　他人事ではない！　過去の事例から学ぶ安全対策

97

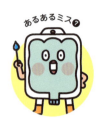

シリンジポンプから薬剤が**大量注入**されてしまった！

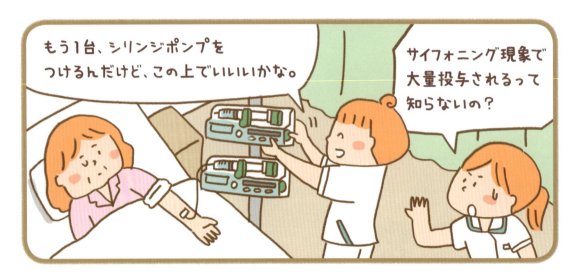

シリンジポンプは患者さんと同じ高さに設置

　これはシリンジポンプが正しくセット・設置されていないことで起こる「サイフォニング現象」による事故です。シリンジの押し子が何らかの原因ではずれていた場合、シリンジポンプが患者さんより高い位置にあると、薬剤が一気に注入されてしまうことがあります。これがサイフォニング現象です。シリンジポンプにシリンジを正しくセットしたうえで、患者さんと同じ高さに設置するのが的確な方法です。患者さんによっては、いくつも薬剤を投与しなければならないために、シリンジポンプを複数個設置する場合があります。その際、置き場がないからと上に重ねることは、サイフォニング現象を起こす原因となり、危険です。

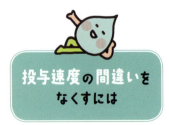

① シリンジの正しいセットと確認を欠かさない
② シリンジポンプは患者さんと同じ高さに設置する
③ サイフォニング現象による急速投与に注意が必要

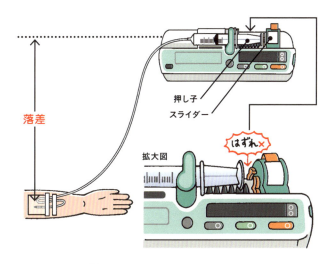
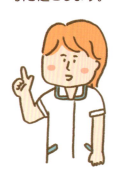

押し子がはずれると、薬剤が大量注入されてしまい、サイフォニング現象を引き起こします。

重大事故の原因に！ シリンジのセットミスに注意

シリンジポンプにシリンジが正しくセットされていないことが原因で、事故が発生しています。接続部のゆるみやはずれは、シリンジポンプのアラームではみつけられないので、セット時はもちろん、輸液中の確認も欠かさないことが大切です。

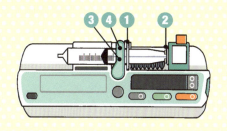

❶ ❌ シリンジのフランジがスリットに正しくセットされていない
➡ 薬剤が正しく投与されない

❷ ❌ フックに押し子が正しくセットされていない
➡ 薬剤が正しく投与されない・サイフォニング現象の原因になる

❸ ❌ 目盛りがみえない
➡ 残量の確認ができない

❹ ❌ クランプのセット忘れ
➡ 注入が開始されない

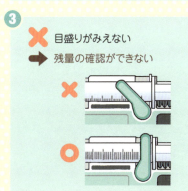

第3章 他人事ではない！ 過去の事例から学ぶ安全対策

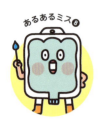

中心静脈カテーテルによる感染で敗血症に……

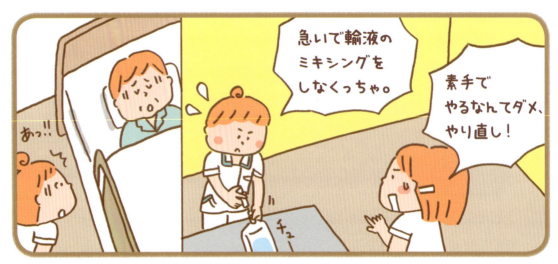

中心静脈カテーテルを介した感染症は重症化しやすい

　カテーテルが原因で起こる感染症は、重篤な状況にもつながる大問題です。なかでも中心静脈カテーテルによる敗血症の発生例は、数多く報告されています。中心静脈カテーテルは、太い静脈に直接留置するため、病原体など汚染物質が血液中に直に侵入する道になりやすいのです。

　感染経路として、①カテーテル挿入部の皮膚の常在菌がカテーテルの外壁を伝って侵入、②輸液中に何らかの原因で菌が混入・増殖、あるいは三方活栓などの連結部から菌が侵入、の2つが考えられます。

　感染症を予防するには、大きく4つの点に注意が必要です。それぞれについて、くわしく説明していきます。

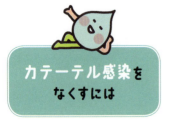

カテーテル感染をなくすには

① 重度の感染症が起きやすいことを認識する
② 徹底した衛生管理を実践する
③ カテーテル挿入時の無菌操作、挿入後の観察・衛生管理を行う

感染予防❶ ミキシングの衛生管理を徹底

　輸液に使う薬剤のミキシングは、本来は薬剤師の仕事ですが、現実的には看護師がやっていることが多いものです。

　ミキシングで感染が起きるのは、①患者さんのケアを行った後、忙しいからと手洗いが不十分なこと、②不衛生な作業台でミキシングをすることが主な原因です。

　作業台はアルコール綿で清拭し、清潔区域内で作業すること、薬剤のミキシング前には手指消毒をし、清潔な手袋を装着すること、輸液バッグ・ボトルは未開封であっても、注射針の刺入部分をアルコール綿で消毒することなど、基本的な衛生管理を常に行ってください。

■ミキシングの前の準備と注意点

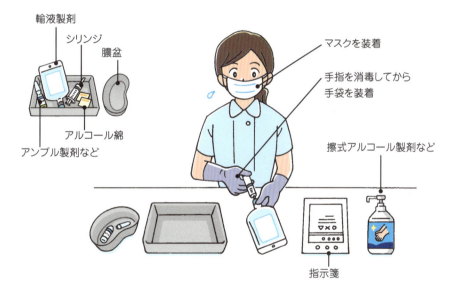

作業台が不衛生だと感染の原因に。輸液製剤のとり違いを防ぐためにも、余分な物を置かずに、常に片付けておくこと。

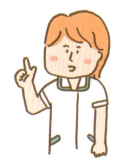

ミキシングは看護師が行うことの多い仕事です。手指のほか、作業台の衛生管理にも気をつけましょう。

第3章　他人事ではない！　過去の事例から学ぶ安全対策

感染予防❷ 挿入時は高度無菌操作で

中心静脈カテーテルの挿入時は、『CDCガイドライン』では、マキシマル・バリアプリコーション（高度無菌遮断予防策）が強く推奨されています。マキシマル・バリアプリコーションでは、滅菌手袋をはめ、ガウン・マスク・キャップを着用して、挿入部およびその周辺の皮膚を広範囲で十分消毒し、患者さんの体全体を覆う大きな滅菌ドレープをかけて、徹底的に無菌操作を行います。

留置後は、透明のフィルムドレッシング材で保護します。挿入部が出血している、あるいは滲出液が出たり、発汗したりしている場合は、ガーゼドレッシング材を使用。

ドレッシングは、汚染や湿ったときに交換します。透明ドレッシングの場合は7日ごと、ガーゼドレッシングの場合は2日ごとに交換します。カテーテル自体を定期的に交換する（刺し直す）ことはしません。

また、輸液セット（ルート）を頻繁に交換することは必要ありません。4日ごと、あるいは7日を超えないように、施設で決めて交換しましょう。

ただし、血液や血液製剤、脂肪乳剤を投与する場合は、24時間以内に交換する必要があります。

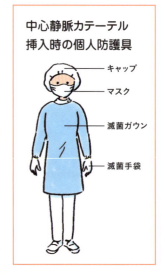

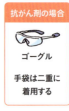

上記のような張り紙やシールなどを利用することも、衛生管理の徹底につながる

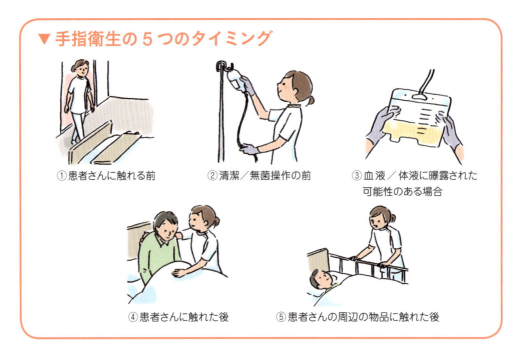

▼ 手指衛生の5つのタイミング

①患者さんに触れる前
②清潔／無菌操作の前
③血液／体液に曝露された可能性のある場合
④患者さんに触れた後
⑤患者さんの周辺の物品に触れた後

「WHO Guidelines on Hand Hygiene in Health Care」（2009年）より抜粋

個人防護具（PPE）は着脱順序も大切

衛生管理のための手指衛生（衛生的手洗い）、ガウンなどの着脱は、順序を間違えれば衛生効果は万全といえません。正しい順番を習得しましょう。

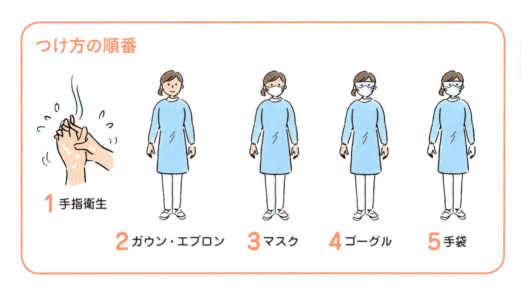

つけ方の順番
1 手指衛生
2 ガウン・エプロン
3 マスク
4 ゴーグル
5 手袋

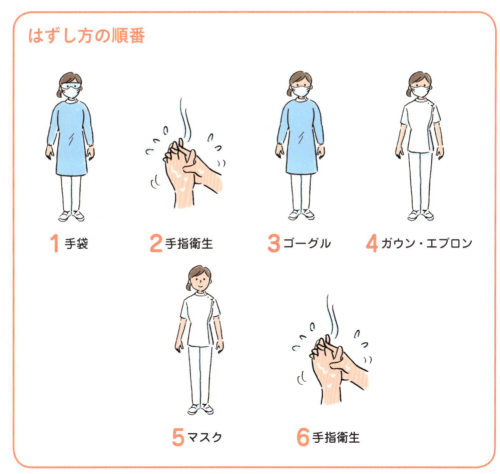

はずし方の順番
1 手袋
2 手指衛生
3 ゴーグル
4 ガウン・エプロン
5 マスク
6 手指衛生

参照元：サラヤ（株）

感染予防❸ 三方活栓はなるべく使用しない

　感染のリスクが高く、取り扱いに注意が必要なのが三方活栓です。感染リスクが高い理由の１つにキャップがあります。三方活栓はキャップを開けて輸液に使いますが、輸液中にキャップを衛生的に管理しなければ汚染されます。輸液時間が長いときなどは、現実問題として衛生的に保管するのは難しいでしょう。

　使用後は、アルコール綿でふき取り、滅菌された新しいキャップに取り替えます。

　一方、三方活栓の代わりに、ニードルレス閉鎖式輸液システムの導入が勧められています。ただし、ニードルレス閉鎖式輸液システムを使えば、感染が完全に予防できるわけではありません。やはり、徹底した衛生管理は必要です。

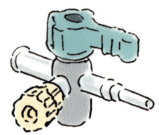

感染予防❹ 挿入部をしっかり観察

　カテーテル挿入後は感染がないかどうか、看護師は注意して挿入部の観察を行わなければいけません。

　感染の有無は、挿入部の発赤や腫脹などの炎症所見で発見することができます。発見したら、直ちに先輩看護師や医師に報告してください。

　ただし、カテーテルを通して菌が体内に入った場合などは、体外の所見ではわからないこともあります。もし高熱や肺炎などがみられたら、敗血症を疑うことが必要です。特に１日のうちに高熱と平熱を交互に繰り返す弛張熱がある場合は、カテーテルによる敗血症を疑うべきです。

こんなときは感染を疑って！

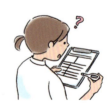
１日の中で、高熱と平熱が交互に出る

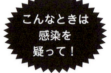

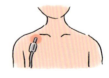
挿入部の発赤や腫脹

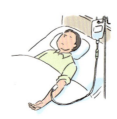
発熱する

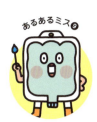

あるあるミス⑨ ヘパリン加生理食塩液の**作り置き**が原因で敗血症に……

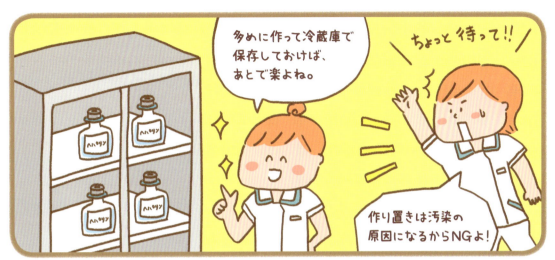

第3章 他人事ではない！過去の事例から学ぶ安全対策

ヘパリンと生食が混合済みの製品の使用を

　中心静脈カテーテル、末梢静脈カテーテルを使って輸液を断続的に行う場合、何回も穿刺するのは患者さんの負担になるため、輸液剤を投与しないときもカテーテルを血管に挿入したままにすることがあります。血液が逆流して凝固するのを防ぐため、ヘパリン加生理食塩液（血液凝固を防ぐヘパリンを生理食塩水で希釈したもの）をカテーテル内に充填しておきます。これをヘパリンロックといいます。

　本来、ヘパリン加生理食塩液は、必要なときに必要な分だけ作らなければいけません。それをまとめて調合し、冷蔵庫で保管して使っていた病院で、数人の患者さんが敗血症になり、死亡者が出る事故が起きました。保管中にヘパリン加生理食塩液がセラチア菌に汚染され、菌が増殖したためとされています。ヘパリン加生理食塩液の作り置きは感染症の危険があるので、絶対にやめましょう。

　ヘパリンと生理食塩水が混合済みの「ヘパリン生食キット」が製品化されているので、それを使用することが推奨されています。

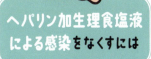

ヘパリン加生理食塩液による**感染**をなくすには

① ヘパリンロックの際は、原則としてあらかじめヘパリンと生理食塩水が混合済みのヘパリン生食キットを使用する

② ヘパリン加生理食塩液を調合する場合は、作り置きをしない

105

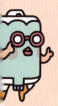

覚えておこう
ヘパリンロックの手順

ヘパリンロックは安全な輸液管理に必要な手技の1つです。
正しいヘパリンロックの手順をおさらいしておきましょう。

❶ 輸液が終わったら、三方活栓で患者さん側のルートを遮断する。

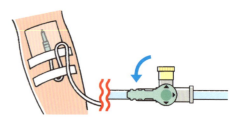

❷ 輸液ラインをはずして、接続部をアルコール綿などで消毒し、ヘパリン加生理食塩液の入ったシリンジ（またはヘパリン生食キット）を接続する。

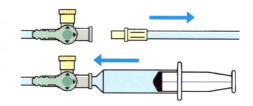

❸ シリンジから患者さん側へ薬液が流れるように、三方活栓のハンドルを回す。

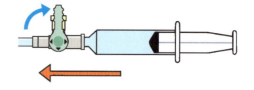

❹ シリンジの押し子を引いて、逆血を確認する。

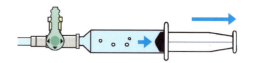

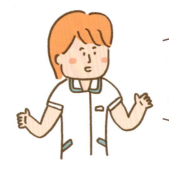

シリンジを引くと、多少の血液の逆流がありますが、それでOK。逆流がない場合は針が詰まっていたり、針が血管壁に当たっていたりしないか確認を。

❺ 押し子を押し込み、ゆっくりとヘパリン加生理食塩液を注入する。

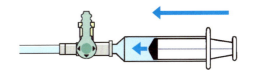

❻ 押し子を押し込みながら、三方活栓のハンドルを回し、患者さん側へのルートを遮断する。

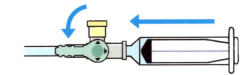

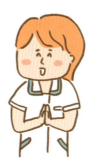

薬液を完全に注入し終わる前に、押し子を押し込んで加圧しながらハンドルを回すと、ルート内が陽圧になるため、血液の逆流を防ぐことができます。

❼ 注入が終了したら、シリンジをはずし、接続部を消毒してキャップをつけ、テープでチューブを腕に固定する。

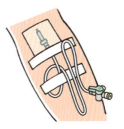

❽ 三方活栓をガーゼなどで覆い、皮膚に当たらないように保護して、包帯やガーゼでルート全体を腕に固定する。

ヘパリンロックと生食ロックの違いは？

　カテーテルを留置するとき、ヘパリン加生理食塩液ではなく、生理食塩水を使用して「生食ロック」を行う場合もあります。

　ヘパリンは、人体に無害なわけではなく、ヘパリン起因性血小板減少症（Heparin-induced thrombocytopenia：HIT）といった重篤な合併症を引き起こす可能性もあります。

　そのために、できるだけ、ヘパリンを使用せず、生食でロックできるのならば生食で行う方がよいとも考えられています。

　生食でロックするときも、汚染されたシリンジで行うことがないように、プレフィールドの生食シリンジを使うことが望ましいです。

第3章 他人事ではない！過去の事例から学ぶ安全対策

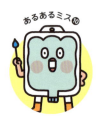

医師のオーダーミスで溶解液に蒸留水を使用!?

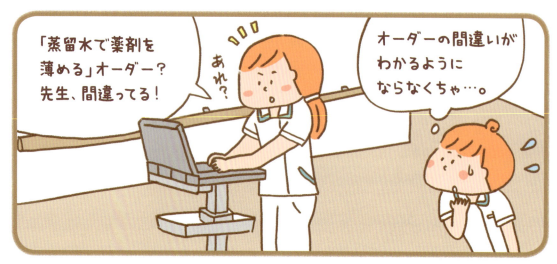

医師のオーダーを絶対と信じ込まないこと!

　輸液の基本として、輸液に蒸留水は使用しません。しかし薬剤（ダントリウム、ジフルカンといった抗生物質など）によっては、薬剤を蒸留水で少し薄めてから、生理食塩水でさらに薄めて輸液するものがあります。

　過去の事例では、蒸留水で薄めることを知らなかった医師が、「生理食塩水と薬剤」をオーダーしてしまいました。オーダーを見た薬剤師が間違いに気づき、医師に「蒸留水で溶いてから」と指示を出し直しました。すると医師は、次は「蒸留水と薬剤」をオーダーし、生理食塩水のオーダーを忘れました。それを受けた看護師は、蒸留水で薬剤を溶いて輸液をしたという流れです。

　幸い、末梢静脈ラインからの輸液だったことで、カテーテルが薬剤で詰まり、体内に入らずに済んだため、患者さんに影響はありませんでした。

　医師にも間違いはあります。看護師は、その間違いに気づけるよう、十分な知識をもたなければいけません。

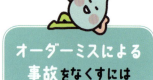

オーダーミスによる**事故**をなくすには

① 輸液に蒸留水は使用しないなど、基本知識を身につける
② オーダーが常に正しいと信じ込まない
③ オーダーに疑問があったら、先輩に質問する

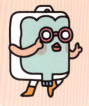

輸液ポンプのアラーム対処法

輸液ポンプのアラームが鳴ったときの正しい対処法を覚えましょう。

> 手順1　アラームを停止する（停止・消音スイッチを押す）
> 手順2　アラームの内容、原因を確認して対応する

▼アラームの内容別確認ポイント

閉塞アラーム

- チューブが折れたり、体の下敷きになったりしていないか。
- クレンメを開き忘れていないか。
- 三方活栓の投与経路が閉じていないか
- 留置針がずれていないか。
- チューブ内に結晶や濁りはないか。
- 刺入部に血液凝固や血管外への漏れはないか。

対応時の注意点
- ◆留置針のずれや血液凝固、血管外への漏れがある場合は、穿刺し直します。

気泡アラーム

- チューブに気泡が入っていないか。
- 輸液バッグが空になっていないか。

対応時の注意点
- ◆輸液ポンプのドアを開けて対処します。その際、必ずクレンメを閉めます。クレンメが開いていると、薬剤が急速投与されてしまいます。
- ◆チューブ内に気泡が入っている場合は、指ではじいて点滴筒に移動させます。
- ◆気泡除去後に、輸液チューブをセットします。

ドアアラーム

- 輸液ポンプのドアが開いていないか。

対応時の注意点
- ◆きちんと閉まらない場合は、チューブがしっかりはめ込まれていない可能性があるので、確認します。

バッテリーアラーム

- 電源コードがはずれていないか。
- バッテリーが切れていないか。

対応時の注意点
- ◆電源コードがしっかり差し込まれていないことがあるので、確認が必要です。
- ◆使用前に充電されているかを確認することも重要です。

完了アラーム

- 予定量が終了しているか。

対応時の注意点
- ◆輸液を続ける場合は、積算クリアスイッチを押して再度設定するか、予定量を増やします。

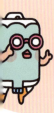

シリンジポンプのアラーム対処法

シリンジポンプのアラームが鳴ったときの正しい対処法を覚えましょう

手順1 アラームを停止する（停止・消音スイッチを押す）
手順2 アラームの内容、原因を確認して対応する

▼アラームの内容別確認ポイント

閉塞アラーム

- チューブが折れたり、体の下敷きになったりしていないか。
- 三方活栓の投与経路が閉じていないか。
- 留置針がずれていないか。
- 刺入部に血液凝固や血管外への漏れはないか。

対応時の注意点

◆ 昇圧剤などを投与する場合は、三方活栓が閉じていても、ハンドルを回して薬剤が流れるようにしてはいけません。閉塞していたことで、チューブ内に圧がかかっているため、薬剤が一気に流れ出て急速投与の状態になってしまいます。

三方活栓が閉じていた場合の対処法

①三方活栓のハンドルは操作せずに、三方活栓からチューブを外します。
②チューブの先端まで薬剤が満たされていることを確認した後、三方活栓につなぎます。
③シリンジポンプの薬剤が流れるように、三方活栓のハンドルを開きます。
④開始スイッチを押します。

押し子アラーム

- 押し子がはずれていないか。

対応時の注意点

◆ 一度接続をはずし、セットし直します。

残量アラーム

- シリンジ内の薬剤の残量が少なくないか。

対応時の注意点

◆ 停止・消音スイッチを押しても薬剤は投与され続けます。完全に空になると「残量＋閉塞アラーム」が鳴りますが、シリンジポンプでは微量投与のため、空になってからアラームが鳴るまでに時間がかかります。前もって次のシリンジを準備し、早目に交換しましょう。

バッテリーアラーム

- 電源コードがはずれていないか。
- バッテリーが切れていないか。

対応時の注意点

◆ 電源コードがしっかり差し込まれていないことがあります。チェックしましょう。
◆ 使用前に充電されているかを確認します。

第4章

ここが肝心！

輸液を注意するべき病態を覚えよう

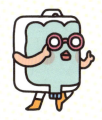

周術期の輸液管理を理解しよう

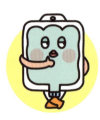

周術期はその時期（術前・術中・術後）によって輸液の役割が異なります。
それぞれの役割と、看護師が注意するポイントを覚えましょう。

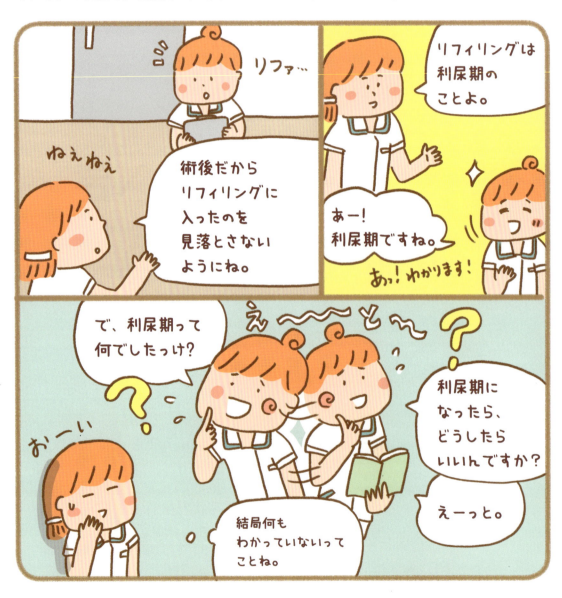

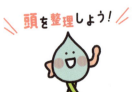 頭を整理しよう！

- 周術期の体液の変化
- 周術期の輸液管理のポイント
- IN-OUTバランスに注意

周術期は体液バランスが変化しやすい

　周術期（手術前・手術中・手術後の一連の期間）は、体液のバランスに異常が起きやすい期間です。特に術後は、手術時の出血で体液を失っていたり、ストレスによって抗利尿ホルモンの分泌が増えたりして、体液のバランスをくずしやすいときなので注意が必要です。

　周術期の輸液管理は、術後の回復を助け、合併症を予防することにつながるため、とても重要です。術前・術中・術後に起こりやすい体液バランスの変化を理解して適切な輸液を行い、脱水や過剰輸液を防ぎましょう。

■周術期の体液バランス異常の要因

要因	内容
術前の絶飲食、術後の食欲低下	手術前の絶飲食は脱水を招きやすい。また、術後は痛みだけでなく、動きが制限されることや精神的な動揺などから、食事量が減少しやすい。
手術による組織損傷、麻酔	切開による出血や滲出で体液が喪失する。さらに、術中・術後に呼吸や皮膚などからの不感蒸泄が増加することでも喪失する。
手術侵襲※、痛み、ストレス	強いストレスがかかると、抗利尿ホルモンに分泌を促す刺激が加わり、分泌量が増える。抗利尿ホルモンは腎臓で尿の再吸収を促進して尿量を減らすため、分泌量増加は体液バランスの乱れにつながる。

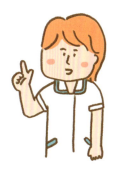

周術期の過剰輸液は、術後の合併症（心不全や呼吸不全）などを引き起こすため、患者さんの状態に合わせた輸液量の調節が重要です！

※手術侵襲……手術に伴う身体的・精神的な刺激

第4章　輸液を注意するべき病態を覚えよう

術前の輸液管理

　最近は、世界的に術前でもできるだけ補水液を経口摂取する方がよいという考えが主流になってきているため、術前の輸液は行わないことが多くなっています。ただし、病気や患者さんの容態などによっては、手術の6～8時間前から絶飲食が必要になるケースもあります。その場合は、脱水を防ぐため、成人で500～800mLの低張電解質輸液を投与するのが一般的です。

　また、当たり前のことですが、術前に栄養状態をよくしておくことは、術後の回復を助けます。食事がとれる患者さんには、絶飲食に入るまではきちんと食事をしてもらうように指導することも必要です。食事がとれない患者さんには栄養製剤を投与します。

　日本麻酔科学会による術前絶飲食ガイドラインでは、麻酔導入の2時間前までの清澄水の摂取は安全とされ、推奨されています。母乳は4時間前、人工乳・牛乳は6時間前まで安全とされます。固形食はエビデンスが不十分なため、明確な絶食期間は示されていません。

術前絶飲時間

清澄水※	2時間前
母乳	4時間前
人工乳・牛乳	6時間前

※清澄水……具体的には、水、茶、アップルジュースやオレンジジュース（果肉を含まない果物ジュース）、コーヒー（ミルクを含まない）など

（公益社団法人 日本麻酔科学会「術前絶飲食ガイドライン」2012年より）

術中の輸液管理

　手術中には、失われる体液を補正するために輸液を行います。その量は、術中の出血量や尿量、血圧、脈拍数などに加え、患者さんの年齢、手術内容、基礎疾患、心臓・肺・腎臓機能などを考慮して調節する必要があります。場合によっては利尿剤で利尿を促すこともあります。

　術中の輸液に関しては、麻酔科の医師の指示に従って行います。

術後の輸液管理

手術直後は？ 手術による侵襲は、血管の透過性を亢進させます。そのため、術後は血管の外へ体液が漏れ出し、その分、循環血液量は減少します。また、術後は抗利尿ホルモンの分泌も増えるので、尿量は減少し、乏尿（1日の排尿量が400mL以下の状態）に傾きます。体液のIN-OUTバランスがくずれて、血圧が安定しづらくなります。

このような事態を避けるため、術後には輸液による体液の補正が必要です。ただし、このとき、減少している循環血液量を電解質輸液のみで補おうとすると、過剰輸液になることもあるので注意しましょう。投与しても多くが血管外に漏れてしまうため、大量の輸液が必要となり、浮腫を増長させるからです。患者さんの状態に応じて、血漿増量剤の投与を検討することがあります。

利尿期は？ 輸液管理によって循環血液量が一定時間維持されると、血管透過性が正常に戻り、血管外に漏れていた体液が血管内に戻ってきます。結果、尿量が増え、血圧が上昇します。そのため、この時期を利尿期（リフィリング）といいます。

利尿期に入ったら、水分出納バランスが不安定になるので、尿量や血圧、脈拍数などをチェックして、患者さんの状態に合わせて輸液量を調節します。

第4章 輸液を注意するべき病態を覚えよう

■術後は「利尿期」に注意！

利尿期が始まる時期は、手術による侵襲の程度によって異なりますが、通常は術後48時間程度といわれています。

手術直後
- 血管透過性が亢進
- 抗利尿ホルモンの分泌量増加
↓
- 体液が血管外に漏れ出す
- 尿量が減少する

輸液で水分を補う（ただし、過剰輸液に注意！）

利尿期
- 血管外に漏れ出した体液が血管内へ移行
- 尿量が増加し、血圧が上昇する
↓
経過観察（経口摂取が可能になったら輸液を中止する）

輸液量を調節（減量）する

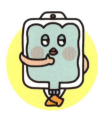

ショックの見分け方と対応を覚えよう

ショックは迅速な判断と処置が求められる病態です。
治療には輸液が深く関係するので、基本からおさらいしましょう。

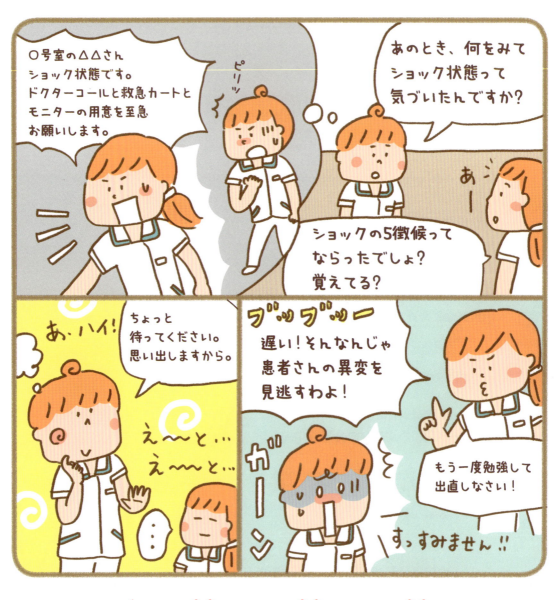

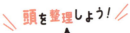

ショックの徴候、5Pを知ってる？

治療の基本は？

ショックの種類と対応は？

ショックを見逃さないために

　ショックとは「何らかの原因で全身の血流に障害が起きて、脳、心臓、肝臓、腎臓、筋肉などの重要な臓器や組織に血液が十分に行き届かなくなった状態」をいいます。この状態が進むと細胞に酸素が供給できなくなるため、臓器は機能不全に陥り、命にかかわります。すみやかに治療を開始して、ショックを回避・改善する必要があります。

　そのためには、ショック状態の患者さんを見逃さず、早期に発見することが重要です。患者さんの様子をみてショックかどうかを判断するヒントとなるのが、ショックの患者さんに共通する5つの徴候（「ショックの5徴候」）です。しっかり頭に入れておきましょう。そのほか、血圧や心拍数などのデータからショックかどうかを判断するための診断基準は、以下になります。

■ショックのサイン「ショックの5徴候（5P）」

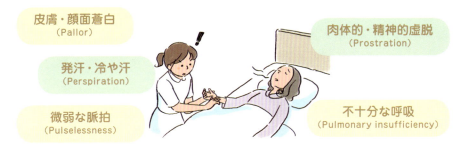

- 皮膚・顔面蒼白（Pallor）
- 発汗・冷や汗（Perspiration）
- 微弱な脈拍（Pulselessness）
- 肉体的・精神的虚脱（Prostration）
- 不十分な呼吸（Pulmonary insufficiency）

●ショックの判断基準

※以下の大項目を満たし、かつ、小項目を3項目以上満たすとショックと判断します。

1. 大項目：血圧低下
　収縮期血圧 90mmHg 以下、または平時血圧より 30mmHg 以上の血圧降下

2. 小項目（以下のうち3項目に該当）
　①心拍数 100 回/分以上
　②微弱な脈拍
　③爪先の毛細血管の refilling 遅延
　　（爪先を圧迫して赤みが戻るのに2秒以上かかる）
　④意識障害・不穏・興奮
　⑤乏尿・無尿（0.5mL/kg/ 時以下）
　⑥皮膚蒼白・冷や汗、または 39℃以上の発熱

ショックの種類と輸液の役割を覚えよう！

　ショックは、その原因によって4つの種類に分けられます。それが**「循環血液量減少性ショック」「心原性ショック」「血液分布異常性ショック」「心外閉塞・拘束性ショック」**で、それぞれ治療法が異なります。そのため、治療を進めるうえでは、まず原因の鑑別が必要です。

　ただし、鑑別に時間がかかると低血圧状態が続いて、体に大きなダメージを与えてしまいます。ショックの患者さんを発見したら、まずは血液を上昇させるための輸液を行うなど、初期治療を開始することが大切です。そのうえでショックの鑑別診断を行い、原因に合わせた治療を施します。

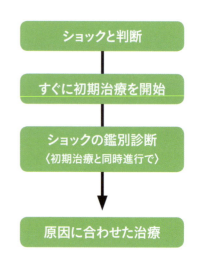

ショックと判断
↓
すぐに初期治療を開始
↓
ショックの鑑別診断
〈初期治療と同時進行で〉
↓
原因に合わせた治療

ショックの初期治療の基本は？

　ショックと判断したら、すぐに初期治療を開始することが重要です。
　ショックの初期治療の基本は、以下のとおりです。
● 循環血液量を増やして血圧低下を防ぐため、輸液を行います。
● ショックの原因がわからない患者さんには、生理食塩水か乳酸リンゲル液を投与するのが基本です。
● ただし、心不全による心原性ショックが強く疑われる場合は、急速輸液は危険なので避ける必要があります。

輸液製剤やほかの薬剤投与の必要性を考えて、ルートは2本以上確保しましょう。

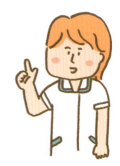

ショックの種類と輸液管理

●循環血液量減少性ショック

なぜ起こる？ 出血や脱水などによって循環血液量が減少し、全身に十分な血液が送れなくなって起こるショックで、もっとも多くみられます。外傷による出血や吐血、産婦人科領域に伴う出血がある場合や、熱中症や低栄養による脱水がある場合は、循環血液量減少性ショックの可能性が考えられます。

そのほか、広範囲の熱傷や膵炎などで、血管内の水分が間質へ移行した場合にも起こります。

輸液のポイント 血管内に留まりやすい等張電解質輸液を投与して、循環血液量を増やし、血圧の低下を防ぎます。出血が原因の場合は輸血をしますが、止血と輸血の手配をする間、応急処置として輸液を行い、時間をかせぎます。

■出血の程度と生体反応変化

出血	無	15%	15〜30%	30〜40%	40%以上
体重50kgの場合の出血量（mL）	0	500以下	500〜1000	1000〜1500	1500以上
脈（回/分）		正常	100以上	120以上	140以上
（目安）a	80	80	100	120	140
収縮期血圧（mmHg）		不変	不変から軽度低下	低下	著明低下
（目安）b	120	120	100	80	60
ショックインデックス（脈÷収縮期血圧）a/b	0.7	0.7	1	1.5	2.3

SIとはショックインデックス（Shock Index）の略称で、日本では「ショック指数」とよばれます。出血性ショックの初期評価が簡便にできます。

ショックインデックスは、心拍数（脈）÷収縮期血圧で表します。正常は、上の表でわかるように0.7前後です。

循環血液量の15%位の出血だとバイタルサインは変化しませんが、それ以上になると脈が速くなり、その次に血圧が下がってきます。

15〜30%の出血だと脈が速くなり、血圧とほぼ同じ値になります。この時点でショックインデックスは1となり、500〜1000mLの出血が見込まれることになります。

脈が収縮期血圧の値を追い越すようなことがあると、危険であることを知っておきましょう。

第4章 輸液を注意するべき病態を覚えよう

●心原性ショック

なぜ起こる？ 心臓の病気によって心臓のポンプ機能が低下して起こるショックです。狭心症や心筋梗塞などの虚血性心疾患や心筋炎、不整脈などによって心臓に障害が起きると、心臓の収縮力低下や心拍数の減少などが原因で、全身に十分な血液を送り出せなくなって、ショック状態になります。

心原性ショックを起こすと、心臓のポンプ機能が低下するため、血液を十分に送り出せなくなり、肺に水がたまって肺水腫を引き起こします。

また、静脈から帰ってくる血液を受け止めきれなくなるため、浮腫が起こります。

輸液のポイント 初期治療として輸液を行いますが、患者さんの心機能は弱っているため、輸液の量が多すぎると心臓の負担が増して、肺水腫を起こします。これを防ぐためには、ラシックスなどの利尿剤を投与して負担を軽減させるなど、状態を観察しながら対応することが大切です。

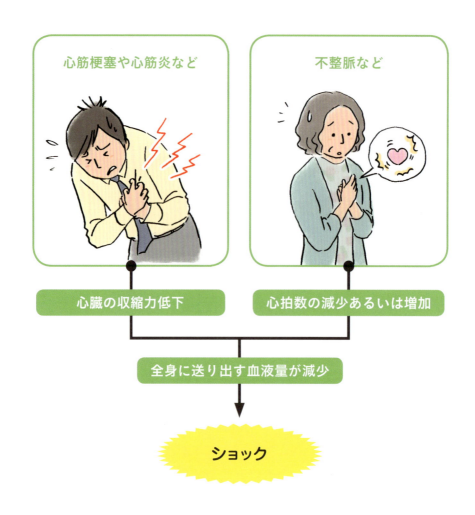

●敗血症性ショック

なぜ起こる？ 敗血症とは、感染により、臓器に障害が起こる病気です。末梢血管の拡張を引き起こし、相対的に循環血液量が低下してショック状態になる、重篤な病態が敗血症性ショックです。

輸液のポイント 初期治療で輸液を行った後は、抗菌薬を使って敗血症の治療をします。

●アナフィラキシーショック

なぜ起こる？ アナフィラキシーとは、アレルゲンによって起こる蕁麻疹や喘鳴などのアレルギー反応のこと。ひどくなるとショック状態となり、血圧低下や意識障害を起こすことがあります。これがアナフィラキシーショックです。

輸液のポイント アナフィラキシーショックが疑われる場合は、まず、血管を収縮させる作用のあるアドレナリンなど、薬剤での治療が必要です。同時に十分な輸液や酸素投与を行って、血圧の低下を防ぎます。

●その他のショック（心外閉塞・拘束性ショック）

なぜ起こる？ 心臓自体には異常がなく、心臓以外に問題があって、心臓のポンプ機能が低下するために起こるショックです。心タンポナーデや緊張性気胸などが原因であるため、その原因を取り除くことで回復できます。

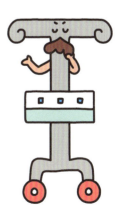

第4章 輸液を注意するべき病態を覚えよう

前負荷、後負荷を覚えておこう！

心不全やショックの診断・治療においてよく使われる言葉に、
「前負荷」「後負荷」があります。循環血液の仕組みを理解するうえでも
必要な言葉なので、その意味を正しく覚えておきましょう。

前負荷・後負荷って何？

●前負荷とは？

心臓は、全身を巡ってきた静脈血を右心房で受入、右心室から肺に送ります。

心臓のポンプ機能が低下していると、多量に返ってきた血液を受け入れることが難しくなり、また、受け入れたら、それを押し出さなければなりません。

これが前負荷です。返ってきた血液の量が多くなれば前負荷は増えます。

●後負荷とは？

後負荷は、心室から血液を送り出すため、心臓が収縮したときにかかる負荷です。後負荷がかかるのは、動脈の圧に負けないよう、血液を押し出すからです。したがって、動脈硬化によって血管壁の弾力性が低下していたり、末梢血管が収縮したりすると、後負荷は大きくなります。

前負荷と後負荷

前負荷　【右心系】　肺　後負荷　【左心系】

静脈　大動脈

前負荷を規定する要因の１つは、心臓に戻ってくる血液量（静脈還流量）。
後負荷は、心臓が動脈圧に打ち勝って血液を押し出すことでかかる負荷、末梢血管の硬さや収縮（末梢血管抵抗）に影響されます。

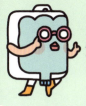
過剰輸液と心疾患の関係は？

輸液量が多すぎることを過剰輸液といいます。心疾患がある患者さんの場合、過剰輸液によって増加した血流の圧に耐えられず、危険な状態になる場合があります。

心臓に負担がかかり、肺水腫に…

　輸液の量が多すぎた場合、心臓のポンプ機能が低下している患者さんには重篤な影響が起こります。

　過剰輸液により、静脈系から心臓に帰ってくる循環血液量が多くなります。つまり、前負荷が大きくなったということです。そうすると、心臓（右心房）が血液を受け止めきれず、血液を押し出すこともできず、静脈系にたまってしまい、浮腫となります。また、左心系のポンプ機能が低下していると、体循環に血液を送り出すことができず、肺うっ血から肺水腫になります。

昇圧剤の過剰輸液・急速投与は厳禁

　過剰輸液が危険なもう一つの理由に、輸液の成分が急速に投与されることがあります。

　特に危険なのがカテコラミンなどの昇圧剤です。昇圧剤が間違って急速に投与されてしまうと急激に血圧が上昇し、不整脈を起こしたり、急激な血圧上昇により脳出血を起こしたりして、大変危険な状態を引き起こします。一度投与してしまった薬液は、取り除くことができませんから、輸液の際は細心の注意が必要です。

　昇圧剤を投与するときは、輸液ポンプではなく、少量ずつ投与できるシリンジポンプを使用します。使用時は、シリンジポンプの高さを患者さんの心臓の高さに合わせることが重要です。心臓よりも高く設置すると、サイフォニング現象によって急速投与される場合があります。

　輸液をするときは、シリンジポンプのセットの仕方、三方活栓の向きなどの正しいルールをしっかり習得しておきましょう（シリンジポンプ、三方活栓の使い方→P.82～86）。

第4章　輸液を注意するべき病態を覚えよう

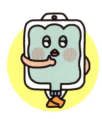

心不全の輸液、どうすればいい？

心不全の治療では、輸液による体液量のコントロールが重要になります。
輸液中、看護師のこまやかな観察も欠かせません。

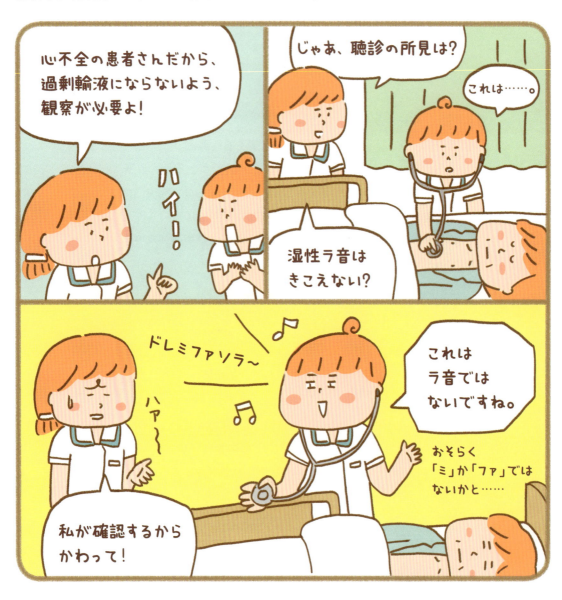

心不全は体液が増える？　利尿剤を使う理由は？　体液過剰の徴候は？

心不全の輸液管理のポイントは？

心不全とは？ 　心臓のポンプ機能が低下して、血液循環に全身の臓器や組織に必要な血液を送れない状態をいいます。**心不全が起きると、相対的に体内の水分量が過剰になる**傾向があります。心拍出量（心臓から1分間あたりに送り出される血液量）が減って、循環血液量が減少すると、体が水とナトリウムの再吸収を促し、体液量を増やそうとするからです。

増えすぎた水分は、浮腫や胸水の原因になります。また、左心室に近い静脈内に水分がたまって肺静脈内の圧が高まり、肺うっ血を起こす場合もあります。

輸液の方法は？ 　体液量が増えすぎた場合は、利尿剤を投与して水分を排出します。一方で、腎臓への血流量の低下によって腎不全を起こさないように、低張電解質輸液で、必要最低限の水分を補給します。

心不全のタイプによって治療方針は変わってきます。心臓のポンプ機能がどの程度低下しているか、心臓のどの部分（左心系なのか右心系なのかなど）が、損傷しているのか、肺うっ血がどのくらい進行しているかなど。それによって、前負荷を低下させる、つまり、輸液を少なくして、利尿剤を投与するのか、心臓のポンプ機能を上げるためにカテコラミンなどの強心剤の使用などが検討されます。

心不全で輸液を行う場合は、患者さんをよく観察して、過剰輸液による肺うっ血を起こしていないか観察することが大切です。以下のポイントを確認するほか、心電図のモニタリングをこまめに行います。

第4章　輸液を注意するべき病態を覚えよう

 ## 心不全の輸液管理で、看護師が確認することは？

☐ IN-OUTバランス
☐ 呼吸状態（息苦しさ、呼吸数の増加、喘鳴、咳など）
☐ バイタルサイン
☐ 湿性ラ音の有無
☐ 浮腫の有無
☐ 頸静脈怒張※の有無

※怒張……血管が平常時より腫れている状態。頸静脈怒張は、うっ血によって心臓内の圧力が高まることで現れる所見

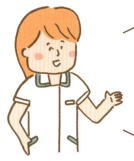

「湿性ラ音」とは、気管支に分泌物などの液体がある場合に生じる、「プツプツ」という水疱が破裂した音のことです。「断続性ラ音」ともいいます。ラ音とはラッセル音の略で、聴診で聞こえる異常な肺音のことです。

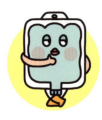

高血糖の急性合併症と輸液の役割

高血糖の急性合併症の初期処置では、脱水を補正することが重要です。
脱水を起こす理由と補正の仕方を説明します。

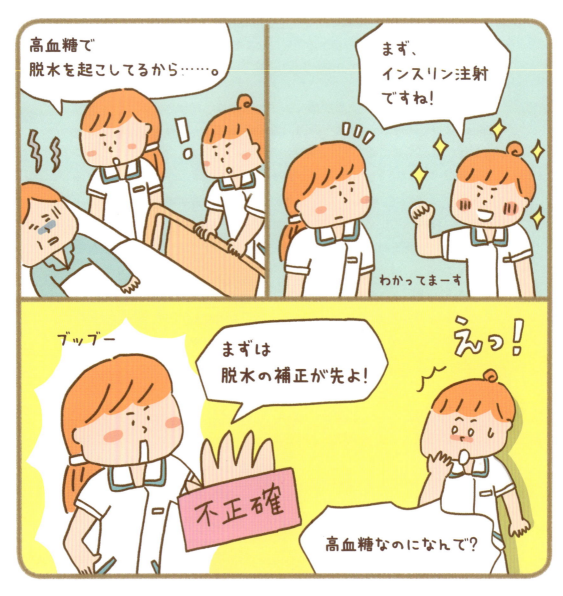

| 高血糖で脱水？ | 高血糖による急性合併症は？ | 生理食塩水を使う理由は？ |

異常な高血糖が起こったときの初期輸液は？

異常な高血糖の原因は？ 糖尿病の合併症の中には、異常な高血糖をきたして、緊急な治療が必要なものもあります。高血糖を起こす急性合併症には、「糖尿病性ケトアシドーシス」と「高浸透圧高血糖症候群」があります（下表参照）。いずれも高度脱水を起こして、重篤になると意識障害や昏睡を起こして、命にかかわるため、緊急の治療が必要です。

■ 高血糖の急性合併症とは？

	原因	特徴
糖尿病性ケトアシドーシス	インスリンの不足やインスリン拮抗ホルモンの増加で発症。ブドウ糖の代わりに脂肪を分解してエネルギーを作ることで、ケトン体が増加し、血液が酸性になる（アシドーシス）。インスリン注射のし忘れ、清涼飲料水の多飲などが原因	・高度脱水を起こす ・アセトン臭（果物のような香りの息）がある ・前駆症状として、多飲、多尿、吐き気や腹痛などの消化器症状がある ・1型糖尿病の患者さん、若年者に多い
高浸透圧高血糖症候群	血糖値の上昇に対してインスリンの作用が追いつかずに起こる。感染症、手術、利尿薬やステロイド剤の投与などが原因	・高度脱水を起こす ・けいれんが起こることがある ・2型糖尿病の患者さん、高齢者に多い

輸液の方法は？ 生理食塩水を投与して、水分と電解質を補給し、脱水の補正を行います。その目安量は10〜15mg/kg/時で、一定量の尿量が確認できるまで投与します。

その後、患者さんの状態に合わせてインスリンを投与します。血糖値が低下してきたら、輸液を生理食塩水から5％ブドウ糖液が含まれたものに変え、その後インスリン量を減らして、血糖値をコントロールします。

第4章 輸液を注意するべき病態を覚えよう

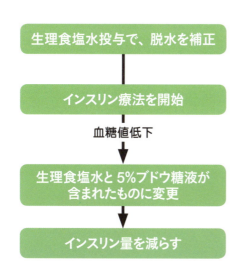

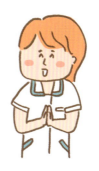

インスリンを投与する前に脱水を補正してから投与することが大切です。

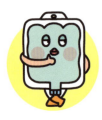

ナトリウム濃度異常には、迅速な対応を！

ナトリウム濃度異常には、低ナトリウム血症と高ナトリウム血症があります。早急な対応が必要な場合もあるので、その症状や対処を覚えておきましょう。

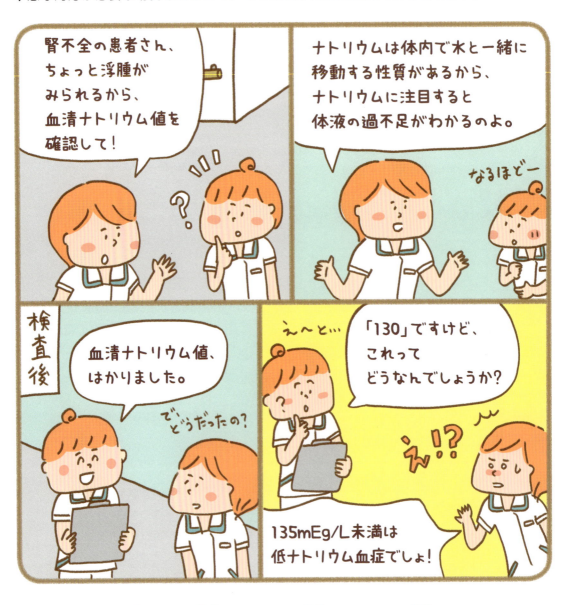

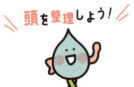

| 低ナトリウム血症の原因と症状は？ | 高ナトリウム血症の原因と症状は？ | 緊急性があるのはどっち？ |

低ナトリウム血症と高ナトリウム血症の輸液

血清ナトリウム値（血清中のナトリウム濃度）の基準値は、成人で138〜146mEq/Lで、135mEq/L未満に低下した場合を低ナトリウム血症、150mEq/L以上の場合を高ナトリウム血症といいます。

	主な症状	原因
低ナトリウム血症	疲労感、頭痛、吐き気、嘔吐、精神症状、けいれん	①細胞外液量が減少して、ナトリウムも減少（利尿薬の利用、嘔吐や下痢、胃液の損失など） ②細胞外液量は正常だが、ナトリウムが欠乏（抗利尿ホルモン分泌異常症候群、薬剤の副作用、多飲症など） ③細胞外液量が増えて、血中のナトリウム濃度が低下（心不全、腎不全、肝硬変といった、浮腫を起こす疾患など）
高ナトリウム血症	喉の渇き、頭痛、吐き気、嘔吐、けいれん、錯乱	①細胞外液量が減少し、血中のナトリウム濃度が上昇（下痢・嘔吐、やけど、腎臓病、利尿薬の利用、水の摂取不足など） ②体内ナトリウムの増加（ナトリウム濃度の高い輸液など）

低ナトリウム血症の輸液　精神症状やけいれん、嘔吐などの症状がみられる重篤な低ナトリウム血症の場合は、意識障害を起こす危険があるため、ナトリウムの補正をする必要があります。

　症状があまりみられない低ナトリウム血症の場合は、原因によって治療が異なります。基本的に、細胞外液量が減少しているタイプでは生理食塩水による輸液を行い、細胞外液量が増加している場合には利尿薬を投与するのが一般的です。細胞外液量が正常なタイプは、まず原因疾患を特定し、それに合わせた治療が必要です。

高ナトリウム血症の輸液　高ナトリウム血症の原因で多いのは、脱水による細胞外液量の減少です。高ナトリウム血症だとわかったら、まず尿量を確認し、尿量が減少している場合は、下痢や嘔吐、皮膚からの水分喪失などが原因と考えます。反対に、尿量が増えている場合は、利尿薬の影響が考えられます。

　脱水の場合の治療は、水分補給が基本です。経口補液ができない場合は、輸液を行い、場合によっては塩分制限を行います。また、利尿薬が原因の場合は投薬の中止を考えます。

第4章　輸液を注意するべき病態を覚えよう

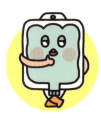

カリウム濃度異常では致死性不整脈に注意！

カリウム濃度異常は、電解質異常の中でもっとも危険で死に至ることもあります。徴候を見逃さず、迅速な処置が求められます。

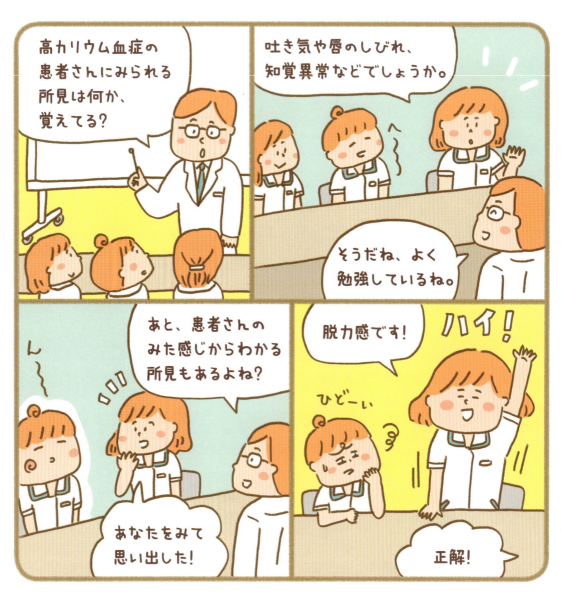

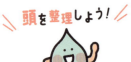

- 低カリウム血症の原因と症状は？
- 高カリウム血症の原因と症状は？
- 心不全との関係は？

高カリウム血症と低カリウム血症の輸液

血清カリウム値（血清中のカリウム濃度）の基準値は、**成人で3.5〜5.0mEq/L で、5.0mEq/L 以上の場合を高カリウム血症、3.5mEq/L 未満の場合を低カリウム血症**といいます。

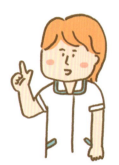

体内のカリウムの約98％は細胞内液に存在していて、血液に含まれるのはわずかです。そのため、血管内のカリウムの数値がほんの少し変わるだけで、細胞の機能が低下して、重い症状を引き起こします。

●高カリウム血症

どんな病気？ 高カリウム血症は、電解質異常の中でもっとも危険な状態です。血清カリウム値が7mEq/L を超えると、致死性不整脈を引き起こし、心停止することもあるからです。

その主な原因には、大きく3つがあげられます。
①カリウムの排出障害（腎不全、副腎の機能低下など）
②細胞内から血液中へのカリウムの移動（代謝性アシドーシス、高血糖、薬剤投与など）
③薬剤投与によるカリウムの増加（薬剤、輸液など）

主な症状は、吐き気・嘔吐、唇のしびれ、筋力低下、知覚異常、不整脈などです。

高カリウム血症の輸液 カリウムの入っていない輸液（生理食塩水）と利尿薬を使って、余分なカリウムを体外に排出させるのが基本です。

緊急性の高い場合は、インスリンとブドウ糖液を投与します。インスリンには、糖と一緒にカリウムを細胞内に取り込む作用があり、血液中のカリウムを一次的に減少させる効果があるためです。ブドウ糖液も同時に投与するのは、インスリンによる低血糖を防ぐのが目的です。

●低カリウム血症

どんな病気？ 低カリウム血症になると、筋力低下や脱力感、吐き気や嘔吐、多尿・多飲といった症状が起こります。病気が進行して重くなると、四肢麻痺や呼吸筋麻痺、不整脈などを引き起こします。

その主な原因には、大きく次の3つがあります。
① カリウムの摂取不足
② カリウムの体外への喪失（下痢、嘔吐、潰瘍性大腸炎、利尿薬ほか薬剤投与など）
③ 細胞外から細胞内液へのカリウムの移動（インスリンの過剰投与、アルカローシス、甲状腺機能亢進症など）

低カリウム血症の輸液 治療の基本は、カリウムの投与でカリウム値を測定しながら行います。症状が重い場合は、希釈したカリウムをシリンジポンプで投与し、集中治療室で管理します。

カリウムを投与しても改善されない場合は、低マグネシウム血症を併発していることがあります。その場合はマグネシウムの補充が必要です。

カリウム濃度異常でみられる心電図の変化

カリウム濃度異常は、重症になると心臓にも異常をきたす病気のため、心電図をよく観察して、変化に気をつける必要があります。高カリウム血症、低カリウム血症のときにみられる心電図の特徴を覚えておきましょう。

高カリウム血症の心電図

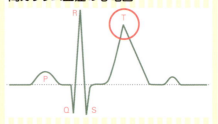

「テント状T波」とよばれる、高いT波がみられるようになります。進行すると、P波がなくなり、QRS幅が増大することで、重度の不整脈が疑われます。

低カリウム血症の心電図

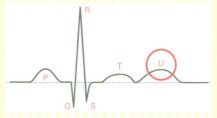

T波が平坦になり、大きいU波が出現します。

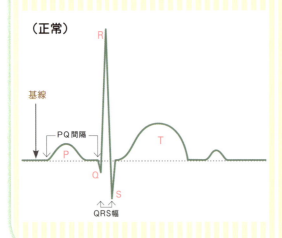

（正常）

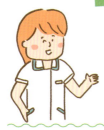

木下先生の

実践おさらい Q&A

ここまで輸液を勉強してきた仕上げとして、
医療現場で遭遇しやすい問題をおさらいしましょう。

Q1 中心静脈ラインのヘパリンロックの手順は？

ドーパミン製剤を中心静脈ラインから輸液投与しました。終了後、ヘパリンロックの指示が出ましたが、どのような手順で行いますか？

A 急速投与しないよう、ルート内の薬液を破棄する

▶詳しい解説は P.106 へ

　ヘパリン加生理食塩液をフラッシュ（急速投与）すると、ルートに残っていたドーパミン製剤が一気に投与されてしまいます。ドーパミン製剤などの昇圧剤の急速投与は、血圧を急激に上昇させたり、不整脈を起こしたりすることになるので、とても危険です。

　中心静脈ラインの場合も、ルート内の薬液を破棄するようにします。一度、内筒を引いて10mLくらい血液を逆流させます。その血液を捨て、モニターをみながらゆっくりとヘパリン加生理食塩液を投与します。

　ヘパリンフラッシュは、ルートがまた使えるようにルート内を凝固させないために行うものです。そのためにルート内をヘパリン加生理食塩液で満たす操作です。ルート内にドーパミン製剤が残っているかもしれないことを頭に入れておきましょう。

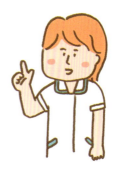

カテコラミン製剤などの昇圧剤、
高濃度電解質製剤は医療現場でよく扱います。
急速投与など輸液のミスで、
重大な影響が出ることを
しっかり覚えておいてくださいね。

Q2 シリンジポンプで投与中、三方活栓が閉まっていたら？

カテコラミン製剤が輸液投与されていました。シリンジポンプのアラームが鳴ったので確認すると、三方活栓が閉じていました。あなたならどうしますか。

A あわてて三方活栓を開いてはいけません

▶詳しい解説は P.96 へ

カテコラミン製剤は昇圧剤ですから、急速投与すると血圧の急激な上昇や不整脈を引き起こします。三方活栓が閉じていた場合は、急に栓を開放するとカテコラミン製剤が大量投入されてしまいます。

まずは三方活栓の手前側をはずして圧を抜き、三方活栓をきちんと接続し直してから栓を開きます。

Q3 シリンジポンプと点滴の併用時に急速投与が発生したのはなぜ？

投与速度200mL／時の点滴の側管から、シリンジポンプで昇圧剤を投与していました。シリンジポンプのシリンジを交換した途端、シリンジポンプの薬液が急速に投与されてしまいました。

A シリンジポンプの押し子がはずれていた

▶詳しい解説は P.84・98 へ

原因の1つとして、シリンジポンプの押し子がはずれていたことが考えられます。シリンジポンプは、シリンジのフランジをスリットに挿入し、押し子をフックに装着してクランプで固定します。きちんと固定されていないと速度調整ができない状態になります。シリンジポンプのシリンジを交換したときに、シリンジのフックに押し子が確実に装着されなかったため、側管の速い流量も相まって、サイフォニング現象が起こり、シリンジの薬液が大量に入ったと考えられます。サイフォニングは、シリンジの高さだけでなく、側管の流量にも影響を受けます。

急速投与されている点滴の側管から、昇圧剤などをシリンジポンプで投与することはできるだけ避けましょう。

Q4 中心静脈ラインの輸液でベッドが血だらけになったのはなぜ？

ソケイ部に中心静脈カテーテルを挿入し、輸液をしています。患者さんを体位変換したときにシーツが湿っている気がしましたが、汗かと思いその場を離れました。翌朝、訪室するとベッドが血だらけになっていました。

A 挿入部とルートがはずれている

▶詳しい解説は P.70 へ

ベッドやシーツがぬれている場合に、必ず原因があるので放置してはいけません。血だらけになっていたのは、カテーテルの挿入部とルートがはずれてしまっていたのが原因と考えられます。投与直後は輸液が投入されていましたが、その後、血液が逆流したのでしょう。

セットの際は、ルートがしっかり接続されているかを必ず確認することが必要です。ルート接続は、ロック式を使い、ロックで確実に接続されていることを確認しましょう。また、シリンジがはずれていたり、割れていたりしても、同様のことが起こると覚えておきましょう。

Q5 手術直後の患者さんのシリンジポンプが止まっていた

手術室から ICU に患者さんが入ってきました。昇圧剤のシリンジポンプが一緒についてきたが、止まっていました。血圧が低くなっており、おかしいと思って医師に確認すると、止めた覚えがないと言われました。

A 電源、バッテリーなど基本的な確認を

▶詳しい解説は P.110 へ

手術室から ICU に移動する間に、シリンジポンプの電源が落ちて止まってしまったのが原因と考えられます。シリンジポンプが止まっていることに気づかなければ、昇圧剤が投与されないことになるので、たいへん危険です。

この状態ならばアラームが必ず鳴っているはずなのに、無視して移動させているのも問題です。医療現場ではアラームの頻度も高くなるため、音に慣れてしまい警報という認識が薄れがちです。このような事例は多くはありませんが、電源コードを差し込む、バッテリーを充電する、作動状態を確認するなど、基本的な確認をおろそかにしてはいけないと覚えておいてください。

輸液製剤製品名一覧

	製品名	会社名
細胞外液補充液 **リンゲル液**	リンゲル液「オーツカ」	大塚製薬工場
	リンゲル液「フソー」	扶桑薬品工業
細胞外液補充液 **乳酸リンゲル液**	ハルトマン液「コバヤシ」	共和クリティケア
	ハルトマンD液「小林」	共和クリティケア
	ラクテック注	大塚製薬工場
	ラクテックD輸液	大塚製薬工場
	ラクテックG輸液	大塚製薬工場
	ポタコールR輸液	大塚製薬工場
	ソルラクト輸液	テルモ
	ソルラクトD輸液	テルモ
	ソルラクトS輸液	テルモ
	ソルラクトTMR輸液	テルモ
	ハルトマン輸液「NP」	ニプロ
	ハルトマン輸液pH8「NP」	ニプロ
	ラクトリンゲル液"フソー"	扶桑薬品工業
	ラクトリンゲルM注「フソー」	扶桑薬品工業
	ラクトリンゲルS注「フソー」	扶桑薬品工業
	ニソリM注	マイラン製薬=ファイザー
	ニソリ・S注	マイラン製薬=ファイザー
	ニソリ輸液	マイラン製薬=ファイザー
細胞外液補充液 **酢酸リンゲル液**	ソリューゲンF注	共和クリティケア=ニプロ=光製薬
	ソリューゲンG注	共和クリティケア
	リナセートD輸液	エイワイファーマ＝陽進堂
	リナセートF輸液	エイワイファーマ＝陽進堂
	フィジオ140輸液	大塚製薬工場
	ヴィーンF輸液	扶桑薬品工業
	ヴィーンD輸液	扶桑薬品工業
	ソルアセトD輸液	テルモ
	ソルアセトF輸液	テルモ
	アクメイン注	光製薬
	ペロール注	マイラン製薬=ファイザー
細胞外液補充液 **重炭酸リンゲル液**	ビカーボン輸液	エイワイファーマ=陽進堂
	ビカネイト輸液	大塚製薬工場
低張性電解質液 **開始液（1号液）**	ソリタ-T1号輸液	エイワイファーマ=陽進堂
	YDソリタ-T1号輸液	陽進堂
	KN1号輸液	大塚製薬工場
	デノサリン1輸液	テルモ
	ソルデム1輸液	テルモ
	リプラス1号輸液	扶桑薬品工業

	製品名	会社名
低張性電解質 **脱水補給液（2号液）**	ソリタ-T2号輸液	エイワイファーマ＝陽進堂
	KN2号輸液	大塚製薬工場
	ソルデム2輸液	テルモ
低張性電解質液 **維持液（3号液）**	アセトキープ3G注	共和クリティケア
	エスロンB注	共和クリティケア
	クリニザルツ輸液	共和クリティケア＝ニプロ
	グルアセト35注	共和クリティケア
	ハルトマン-G3号輸液	共和クリティケア
	ソリタ-T3号輸液	エイワイファーマ＝陽進堂
	ソリタ-T3号G輸液	エイワイファーマ＝陽進堂
	EL-3号輸液	エイワイファーマ＝陽進堂
	10%EL-3号輸液	エイワイファーマ＝陽進堂
	ソリタックス-H輸液	エイワイファーマ＝陽進堂
	YDソリタ-T3号輸液	陽進堂
	YDソリタ-T3号G輸液	陽進堂
	KN3号輸液	大塚製薬工場
	KNMG3号輸液	大塚製薬工場
	フィジオゾール3号輸液	大塚製薬工場
	フィジオ35輸液	大塚製薬工場
	トリフリード輸液	大塚製薬工場
	フルクトラクト注	大塚製薬工場
	ソルデム3輸液	テルモ
	ソルデム3A輸液	テルモ
	ソルデム3AG輸液	テルモ
	ソルデム3PG輸液	テルモ
	ソルマルト輸液	テルモ
	ヒシナルク3号輸液	ニプロ
	ユエキンキープ輸液	光製薬
	アセテート維持液3G「HK」	光製薬
	アクマルト輸液	光製薬
	アクチット輸液	扶桑薬品工業
	ヴィーン3G輸液	扶桑薬品工業
	リプラス3号輸液	扶桑薬品工業
	アルトフェッド注射液	扶桑薬品工業
	アステマリン3号MG輸液	マイラン製薬＝ファイザー
	ペンライブ注	マイラン製薬＝ファイザー
低張性電解質液 **術後回復液（4号液）**	ソリタ-T4号輸液	エイワイファーマ＝陽進堂
	KN4号輸液	大塚製薬工場
	ソルデム6輸液	テルモ

輸液製剤協議会「全製品一覧」より

索引

和文

あ

アナフィラキシーショック ・・・・・・・・・・・・・ 121
アミノ酸（輸液） ・・・・・・・・・ 15，28，**29**，41
アラーム（シリンジポンプ） ・・・・・・・・・ 99，**110**
アラーム（輸液ポンプ） ・・・・・・・・・・・・・ 109
アルカローシス ・・・・・・・・・・・・・・・・・ 50
アルブミン ・・・・・・・・・・・ **28**，41，44，49

い

意識障害 ・・・・・・・・・・・・・・・ 94，95，129
意識レベル ・・・・・・・・・・・・・・・・・・ **67**，**68**
維持液 ・・・・・・・・・・・・ 15，25，**27**，47
維持液類 ・・・・・・・・・・・ 15，17，24，47
維持輸液 ・・・・・・・・・・・・・・・・・・・・ 13
医療事故 ・・・・・・・・・・・・・・・・・・・・ **55**
陰イオン ・・・・・・・・・・・・・・・・・ 39，41
インスリン療法 ・・・・・・・・・・・・・・・・・ 127

う

うっ血性心不全 ・・・・・・・・・・・・・・ 49，50
運動反応 ・・・・・・・・・・・・・・・・・・・・ 69

え

栄養サポートチーム ・・・・・・・・・・・・・・ 29
栄養輸液（製剤） ・・・・・・・・・ 15，**29**，53
エクリン腺 ・・・・・・・・・・・・・・・・・・・ 50
塩化カルシウム ・・・・・・・・・・・・・・・・・ 39
塩化ナトリウム ・・・・・・・・・・・・・ **20**，39
塩化ナトリウム製剤 ・・・・・・・・・・・・ 91，94

お

嘔吐 ・・・・・・・・・・・・・・・・・・・ **50**，95

か

開眼 ・・・・・・・・・・・・・・・・・・・ 68，69
開始液 ・・・・・・・・・・・・・・・ 15，25，**26**

覚醒 ・・・・・・・・・・・・・・・・・・・・・ 68

覚醒 ・・・・・・・・・・・・・・・・・・・・・ 68
過剰輸液 ・・・・・・・・・・・ 75，115，123，125
カテーテル ・・・・・・ 32，100，102，104，105
カテコラミン（製剤） ・・・・ 96，123，133，134
カリウム ・・・・・・・・・・・26，39，44，132
カリウムイオン ・・・・・21，26，39，41，50
カリウム製剤 ・・・・・・・・・・ 90，**92**，93
カリウム濃度異常 ・・・・・・・・・・・130，132
カルシウム ・・・・・・・・・・・・・・・・・・・ 39
カルシウムイオン ・・・・・・・・・・・・ 21，39
肝機能低下 ・・・・・・・・・・・・・・・・・・・ 73
間質液 ・・・・・・・・・・・・・・・・・・ 40，48
感染症 ・・・・・・・・・・・・・・・・・ 28，100
感染予防 ・・・・・・・・・・・・ 100，102，104
肝不全 ・・・・・・・・・・・・・・・・・・・・ 50

き

気泡 ・・・・・・・・・・・・・・・・・・・・・ 85
急速投与 ・・・・・・・・・ 32，94，96，123，133
牛乳 ・・・・・・・・・・・・・・・・・・・・・ 114
筋肉細胞 ・・・・・・・・・・・・・・・・・・・・ 38

く

空気塞栓 ・・・・・・・・・・・・・・・・・・・・ 33
駆血帯 ・・・・・・・・・・・・・・・・・・・・・ 34
くも膜下出血 ・・・・・・・・・・・・・・・・・・ 73
グラスゴー・コーマ・スケール ・・・・・・ 67，**69**
クレアチニン ・・・・・・・・・・・・・・・・・・ 75
クレンメ ・・・・・・・・・33，35，**63**，64，81
クロールイオン ・・・・・20，26，39，41，50

け

けいれん ・・・・・・・・・・・・・・・・ 94，95
ゲージ（G）・・・・・・・・・・・・・・・・・・・ 32
血圧 ・・・・・・・・・・ **67**，73，76，77，117，119
血液凝固阻止剤 ・・・・・・・・・・・・・・・・・ 90
血液分布異常性ショック ・・・・・・・・・・・・ 118
血管硬化 ・・・・・・・・・・・・・・・・・・・・ 59

血管透過性 · 115

血漿 · · · · · · · · · · · · · · · · 40，41，43，44，45

血漿増量剤 · · · · · · · · · · · · · · 15，28，115

血漿タンパク · · · · · · · · · · · · · · · · · · 41，49

血清カリウム値 · 131

血清ナトリウム値 · · · · · · · · · · · · · · · · · · 129

下痢 · 50

言語反応 · 69

倦怠感 · 95

見当識障害 · 68

こ

抗悪性腫瘍剤 · 90

抗 HIV 薬 · 90

高カリウム血症 · · · · · · · · · · · · 50，**131**，132

高カロリー輸液 · · · · · · · · · · · · 15，**29**，53

抗がん剤 · 53

高血圧 · 73

高血糖 · · · · · · · · · · · · 29，**50**，126，**127**

膠質液 · 15，**28**

膠質浸透圧 · · · · · · · · 28，41，**44**，48，49

高浸透圧高血糖症候群 · · · · · · · · · · · · · · 127

高張（液） · 43

高張性脱水 · 46

抗てんかん剤 · 90

高度無菌操作 · 102

高ナトリウム血症 · · · · · · · · · · · 20，128，**129**

高濃度電解質製剤 · · · · · · · · · 91，95，133

抗利尿ホルモン · · · · · · · · · · · · · · 113，115

呼吸 · **67**，76

呼吸不全 · 113

個人防護具（PPE） · · · · · · · · · · · 102，103

後負荷 · 122

さ

サイフォニング現象 · · · · · · · **98**，99，123，134

細胞外液 · · · · · · · · 13，17，18，19，25，40，
41，45，47

細胞外液補充液 · · · · · · · · · · · · · · 15，17，18

細胞内液 · · · · · · · · · 19，25，40，**41**，45，47

細胞膜 · · · · · · · · · · · · · · · · · · 19，40，**41**

酢酸リンゲル液 · · · · 15，18，19，**22**，23，31

三方活栓 · · · · · · 85，**86**，96，97，104，106，
107，109，110，134

し

ジギタリス製剤 · 90

脂質 · 36

指示書・箋 · 33，89

弛張熱 · 104

湿性ラ音 · 125

自発性喪失 · 68

脂肪乳剤 · 15，**29**

尺側皮静脈 · 34

ジャパン・コーマ・スケール · · · · · · · · 67，**68**

シャント · 58，**59**

周術期 · 112，113

手指衛生 · · · · · · · · · · · · · · · · · · · **102**，103

重炭酸イオン · · · · · · · · · · · · · · 21，22，50

重炭酸リンゲル液 · · · · · · · 15，18，19，**23**，31

（手術）侵襲 · · · · · · · · · · · · · · · · 113，115

出血 · 50

出血性ショック · · · · · · · · · · · · 21，28，119

術後回復液 · · · · · · · · · · · · · · 15，25，**27**

循環血液量減少性ショック · · · · · · · · · 118，119

昇圧剤 · · · · · · · · · · · · 96，110，123，135

上肢 · 34

晶質浸透圧 · 44

静脈圧 · 48，49

静脈穿刺 · 32

蒸留水 · 43，108

ショック（状態） · · · · · · · 73，116，**117**，**118**，
119，120，121

ショックインデックス（指数） · · · · · · · · · · · 119

シリンジポンプ · · · 63，82，**83**，**84**，**85**，98，
99，110，123，134，135

心外閉塞・拘束性ショック · · · · · · · · · 118，121

腎（臓）機能（低下） · · · · · · · · 27，48，**50**，59

神経細胞 · 38

心原性ショック · · · · · · · · · · · · · · · 118，120

人工膠質液 · 28

139

人工乳 ・・・・・・・・・・・・・・・・・・・・・・ 114
新生児 ・・・・・・・・・・・・・・・・・・・・・・・ 27
心停止 ・・・・・・・・・・・・・・・・・・・・・・・ 92
心電図 ・・・・・・・・・・・・・・・・・・ 125, 132
浸透圧 ・・・・・・・ **19**, 25, 38, **42**, **43**, 44
心拍数 ・・・・・・・・・・・・・・・ **67**, 76, 119
心不全 ・・・・・・ **50**, 63, 73, 113, 124, **125**

す

膵臓ホルモン剤 ・・・・・・・・・・・・・・・・ 90
水分欠乏型脱水 ・・・・・・・・・・・・・・ 46, 47
水分出納バランス／アセスメント ・・・・ **37**, **74**
水分輸液製剤 ・・・・・・・・・・・・・・・・・・ 15
頭痛 ・・・・・・・・・・・・・・・・・・・・・・・・ 95

せ

生食 ・・・・・・・・・・・・・・・・・ 20, 63, 64
生食ロック ・・・・・・・・・・・・・・・・・・ 107
精神症状 ・・・・・・・・・・・・・・・・・・・・ 95
精神神経用剤 ・・・・・・・・・・・・・・・・・・ 90
清澄水 ・・・・・・・・・・・・・・・・・・・・・ 114
生理食塩水 ・・・ 15, 18, 19, **20**, 25, 31, 41,
45, 47, 105, 127
積算量 ・・・・・・・・・・・・・・・・・・・・・・ 85
絶飲食 ・・・・・・・・・・・・・・・・・・ 113, 114
摂取（水分）量 ・・・・・・・・・・・・・・ 37, 38
穿刺 ・・・・・・・・・・・・・・・・・・・・ **32**, 59
前負荷 ・・・・・・・・・・・・・・・ 122, 123, 125
前腕正中皮静脈 ・・・・・・・・・・・・・・・・ 34

そ

組織間液 ・・・・・・・・・・・・・・・・・・ 40, 41
ソリタ -T3 号輸液 ・・・・・・・・・・・・・・・ 31
ソルデム 3A 輸液 ・・・・・・・・・・・・・・・ 31
ソルビトール ・・・・・・・・・・・・・・・・・・ 23

た

体液 ・・・・・・・・・・・・・・・・・・・・ **36**, 40
体液バランス ・・・・・・・・・・・・・・・ 38, 113
体温 ・・・・・・・・・・・・・・・・・・・・ 67, 76
代謝障害 ・・・・・・・・・・・・・・・・・・・・ 63

代謝水 ・・・・・・・・・・・・・・・・・・・・・ 37
代謝性アシドーシス ・・・・・・・・・・ 20, 22, 50
体重 ・・・・・・・・・・・・・・・・・・・・・・・ 75
脱水 ・・・・・・・ **46**, 50, **73**, 74, 75, 76, 77
脱水補給液 ・・・・・・・・・・・・ 15, 25, **26**
多糖類 ・・・・・・・・・・・・・・・・・・・・・・ 28
タンパク質 ・・・・・・・・・・・・・・・・・ 28, 36

ち

致死性不整脈 ・・・・・・・・・・・・・・ 130, 131
注射 ・・・・・・・・・・・・・・・・・・・・・・・ 13
注射筒 ・・・・・・・・・・・・・・・・・・・・・ 83
中心静脈栄養 ・・・・・・・・・・・・・・・ 29, 53
中心静脈カテーテル ・・・・・・・・・ **53**, 100, 135
中心静脈ライン ・・・・・ 52, **53**, 89, 133, 135
中性脂肪 ・・・・・・・・・・・・・・・・・・・・ 29
肘正中皮静脈 ・・・・・・・・・・・・・・・・・・ 34

つ

ツルゴール ・・・・・・・・・・・・・・・・・・・ 76

て

低カリウム血症 ・・・・・・・・・ 50, 92, 131, **132**
低クロール血症 ・・・・・・・・・・・・・・・・ 50
低張（液）・・・・・・・・・・・・・・・・・・・・ 43
低張性脱水 ・・・・・・・・・・・・・・・・・・・ 46
低張電解質輸液 ・・・・・・・・・・・ 15, 16, **17**, 24
25, 31, 45
低ナトリウム血症 ・・・・ 50, 94, **95**, 128, **129**
低分子デキストラン ・・・・・・・・・・・・・・ 28
テオフィリン製剤 ・・・・・・・・・・・・・・・ 90
デキストラン ・・・・・・・・・・・・・・・・・・ 28
手の甲 ・・・・・・・・・・・・・・・・・・・・・ 34
電解質 ・・・・・・・・・・・・・・・・・・・・・ **38**
電解質異常 ・・・・・・・・・・・・・ 46, 48, 130
電解質輸液（製剤）・・・・・・・・・・・ **15**, 16, 53
点滴 ・・・・・・・・・・・・・・・・・・・・ 62, 63
点滴静脈注射 ・・・・・・・・・・・・・・・・・ 92
点滴スタンド ・・・・・・・・・・ 33, 61, **80**, 84
点滴速度 ・・・・・・・・・・・・・・・・・・・・ 64
点滴筒 ・・・・・・・・・・・・・・・・・・ 33, 63

デンプン ·································· 28

と

糖加酢酸リンゲル液 ················ 19，**23**
糖加乳酸リンゲル液 ················ 19，**23**
糖質 ····································· 13
動静脈瘻 ······························ 59
透析 ······························· 58，**59**
橈側皮静脈 ···························· 34
等張（液） ······················· 18，43
等張性脱水 ···························· 46
等張電解質輸液 ······15，16，**17**，**18**，19，
20，**21**，25，31，45
糖尿病 ···························· 50，127
糖尿病性ケトアシドーシス ·············· 127
糖尿病用剤 ···························· 90
透明フィルムドレッシング材 ············· 35
投与量 ································· 88
ドーパミン製剤 ······················ 133
怒張 ·································· 125
ドレッシング（材）····················· 102

な

ナトリウム ···················39，44，129
ナトリウムイオン ········20，26，39，41，50
ナトリウム欠乏型脱水 ·············· 46，47
ナトリウム濃度異常 ···················· 128

に

ニードルレス閉鎖式輸液システム ········· 104
乳がん ································· 59
乳酸 ·································· 26
乳酸リンゲル液 ·······15，18，19，**22**，23，
31，47
乳幼児 ································· 27
尿素 ·································· 36
尿素窒素 ······························ 75
尿中ナトリウム排泄分画比 ··············· 75
尿比重 ································· 75
尿量 ······························· **75**，129

ね

熱傷 ······························ 21，59
ネフローゼ ···························· 73

の

脳梗塞 ································· 73
脳出血 ···························· 73，123

は

肺うっ血 ····························· 125
敗血症 ················ 53，100，104，**121**
敗血症性ショック ····················· 121
肺水腫 ······················ 63，120，123
排泄（水分）量 ···················· 37，38
バイタルサイン ······ 66，**67**，73，**76**，125
ハイリスク薬 ·························· 90
吐き気 ································· 95
発汗 ······························· **50**，74
発熱 ·································· 50
半透膜 ················· 19，41，42，43

ひ

ピーエイチ ···························· 49
ビタミン ······························ 29
必須脂肪酸 ···························· 29
非電解質 ······························ 36
微量元素 ······························ 29
疲労感 ································· 95

ふ

フィルムドレッシング材 ············ 35，102
不穏 ·································· 68
不感蒸泄 ··························· **37**，74
副腎機能低下 ·························· 50
浮腫 ··········· **48**，49，50，59，73，123
不整脈 ············· 26，63，92，123，132
不整脈用剤 ···························· 90
ブドウ糖 ····················· 23，25，36
フラッシュ ······················ 96，133

プレフィルド・シリンジ型 ・・・・・・・・・・・・・ 93
糞尿失禁 ・・・・・・・・・・・・・・・・・・・・・・・・ 68

へ

ヘパリン加生理食塩液 ・・・・・・・・・・・ **105**，106，
107，133
ヘパリンロック ・・・・・・・・・・・ **106**，**107**，133

ほ

乏尿 ・・・・・・・・・・・・・・・・・・・・・・・・ 50，115
補充輸液 ・・・・・・・・・・・・・・・・・・・・・・・・ 13
母乳 ・・・・・・・・・・・・・・・・・・・・・・・・・・ 114

ま

マキシマル・バリアプリコーション ・・・・・・・ 102
マグネシウム ・・・・・・・・・・・・・・・・・ 23，39
マグネシウムイオン ・・・・・・・・・・ 26，39，41
麻酔（科）・・・・・・・・・・・・・・・・・・ 113，114
末梢静脈栄養 ・・・・・・・・・・・・・・・・ 29，53
末梢静脈カテーテル ・・・・・・・・・・・・・・・・ **53**
末梢静脈ライン ・・・・・・・・・・・ 52，**53**，89
麻痺 ・・・・・・・・・・・・・・・・・・・・・・・・・・ 59
マルトース ・・・・・・・・・・・・・・・・・・・・・ 23

み

ミキシング ・・・・・・・・・・・・・・・・・・・・・ 101
ミネラル ・・・・・・・・・・・・・・・・・・・・・・・ 38
脈拍（数）・・・・・・・・・・・・・・・・・・ **67**，76
ミリイクイバレント ・・・・・・・・・・・・・・・・ 49
ミリオスモル ・・・・・・・・・・・・・・・・・・・・ 49

む

無機質 ・・・・・・・・・・・・・・・・・・・・・・・・ 36

め

滅菌 ・・・・・・・・・・・・・・・・・・・・・・・・・ 102
メック ・・・・・・・・・・・・・・・・・・・・・・・・ 49
免疫抑制剤 ・・・・・・・・・・・・・・・・・・・・・ 90

も

毛細血管再充満時間 ・・・・・・・・・・・・・・・・ 77
毛細血管壁 ・・・・・・・・・・・・・・・・・・ 40，41

ゆ

輸液製剤 ・・・・・・・・・・・・・・・・ 14，30，33
輸液速度 ・・・・・・・・・・・・・ **63**，**64**，65，71
輸液ポンプ ・・・・・・ 63，78，**79**，**80**，**81**，82，
109

よ

陽イオン ・・・・・・・・・・・・・・・・・・・・ 39，41
翼状針 ・・・・・・・・・・・・・・・・・・ 32，33，34
予定量 ・・・・・・・・・・・・・・・・・・・・・ 63，81

り

利尿期 ・・・・・・・・・・・・・・・・・・・・・・・ 115
利尿剤（利尿薬）・・・・・・・・ 72，73，114，
120，125，129
リフィリング ・・・・・・・・・・・・・・・・・・・ 115
硫酸イオン ・・・・・・・・・・・・・・・・・・・・・ 39
硫酸マグネシウム ・・・・・・・・・・・・・・・・・ 39
留置針 ・・・・・・・・・・・・・・・・・・・・ 32，35
流量 ・・・・・・・・・・・・・・・・・・・ 63，81，85
リンゲル液 ・・・・・・・・・15，18，19，**21**，31
リン酸水素イオン ・・・・・・・・・・・・・・ 26，41

れ

レッグレージングテスト ・・・・・・・・・・・・・ 77

わ

ワンショット静注 ・・・・・・・・・・・・・・・ 92，93

欧文

A ~ E

BUN/Cr 比 · 75
CDC ガイドライン · 102
CRT · 77
CVC（Central Venous Catheter）· · · · · · · · 53
E（eye opening）· 69

F ~ K

FENa · 75
G（ゲージ）· 32
GCS（Glasgow Coma Scale）· · · · · · · 67, **69**
IN-OUT バランス · · · · · · · 32, 36, **37**, 38, 50,
112, 115, 125
JCS（Japan Coma Scale）· · · · · · · · · 67, **68**
KN3 号輸液 · 31

L ~ Q

M（best motor response）· · · · · · · · · · · · · · 69
mEq · 49
mOsm · 49
NST（Nutrition Support Team）· · · · · · · · · · 29
pH · 49
PPN（Peripheral Parenteral Nutrition）
· 29, 53

R ~ Z

SI（Shock Index）· 119
TPN（Total Parenteral Nutrition）· · · · 29, 53
V（verbal response）· · · · · · · · · · · · · · · · · · 69

数字

1 号液 · 15, 25, **26**, 31
2 号液 · 15, 25, **26**, 31
3 号液 · · · · · · · · · · · · · · · · 15, 25, **27**, 31, 47
4 号液 · · · · · · · · · · · · · · · · 15, 25, **27**, 31
5P（ショックの 5 徴候）· · · · · · · · · · · · · · · 117
8R · 54, **55**, 89, 91
5％ブドウ糖液 · · · · · · · **15**, 25, 45, 47, 127

化学記号

Ca^{2+}（カルシウムイオン）· · · · · · · · · · · · · 21, 39
$CaCl_2$（塩化カルシウム）· · · · · · · · · · · · · · · · · 39
Cl^-（クロールイオン）· · · 20, 26, 39, 41, 50
HCO_3^-（重炭酸イオン）· · · · · · 21, 22, 23, 50
HPO_4^{2-}（リン酸水素イオン）· · · · · · · · · 26, 41
K^+（カリウムイオン）· · · · 21, 26, 39, 41, 50
Mg^{2+}（マグネシウムイオン）· · · · · · 26, 39, 41
Na^+（ナトリウムイオン）· · · · · · · 20, 26, 39,
41, 50
$NaCl$（塩化ナトリウム）· · · · · · · · · · · · · · **20**, 39
SO_4^{2-}（硫酸イオン）· 39

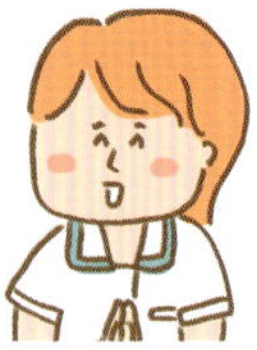

監修者プロフィール

木下 佳子（きのした よしこ）

精神科病棟4年、集中治療室10年以上の経験を有し、1999年集中ケア認定看護師、2006年急性・重症患者看護専門看護師となる。東京医科歯科大学大学院 看護学博士課程修了。
現在、医療法人社団こうかん会日本鋼管病院の副院長と看護部長を兼務し、後進の指導などにもあたっている。
モットーは、医師の指示に従うだけでなく、本当の意味で患者さんのためになるように、自分の力で考えられるナースであること。

本書に関するお問い合わせは、書名・発行日・該当ページを明記の上、下記のいずれかの方法にてお送りください。電話でのお問い合わせはお受けしておりません。

・ナツメ社webサイトの問い合わせフォーム
　https://www.natsume.co.jp/contact
・FAX（03-3291-1305）
・郵送（下記、ナツメ出版企画株式会社宛て）

なお、回答までに日にちをいただく場合があります。正誤のお問い合わせ以外の書籍内容に関する解説・個別の相談は行っておりません。あらかじめご了承ください。

STAFF

本文デザイン… 横地綾子（フレーズ）
イラスト ……… 高村あゆみ　赤川ちかこ　今井久恵　やまおかゆか
校正 ………… 中村緑　村井みちよ
編集協力 …… WILL（片岡弘子）
　　　　　　　こいずみきなこ　小川由希子　中村緑
編集担当 …… ナツメ出版企画（梅津愛美）

写真協力
・テルモ株式会社
・株式会社大塚製薬工場
・株式会社陽進堂
・（独）医薬品医療機器統合機構
・サラヤ株式会社

これならわかる！ 輸液（ゆえき）の基本（きほん）と根拠（こんきょ）

2019年12月 5日　初版発行
2025年 2月20日　第6刷発行

監修者　木下佳子　　　　　　　　　　　　　　　　　Kinoshita Yoshiko, 2019
発行者　田村正隆

発行所　株式会社ナツメ社
　　　　東京都千代田区神田神保町1-52　ナツメ社ビル1F　（〒101-0051）
　　　　電話　03(3291)1257（代表）　FAX　03(3291)5761
　　　　振替　00130-1-58661

制　作　ナツメ出版企画株式会社
　　　　東京都千代田区神田神保町1-52　ナツメ社ビル3F　（〒101-0051）
　　　　電話　03(3295)3921（代表）

印刷所　TOPPANクロレ株式会社

ISBN978-4-8163-6743-4　　　　　　　　　　　　　　　　Printed in Japan
〈定価はカバーに表示しています〉〈落丁・乱丁本はお取り替えします〉

本書の一部または全部を著作権法で定められている範囲を超え、ナツメ出版企画株式会社に無断で複写、複製、転載、データファイル化することを禁じます。

ナツメ社Webサイト
https://www.natsume.co.jp
書籍の最新情報（正誤情報を含む）はナツメ社Webサイトをご覧ください。